PUBLICATIONS DU *PROGRÈS MÉDICAL*

LA TUBERCULOSE

CONSIDÉRÉE AU POINT DE VUE DE

LA DOCTRINE DE L'INFECTION

PAR

Julius COHNHEIM

PROFESSEUR DE PATHOLOGIE GÉNÉRALE ET D'ANATOMIE PATHOLOGIQUE
A L'UNIVERSITÉ DE LEIPZIG.

Traduit de l'allemand sur une deuxième édition considérablement modifiée

PAR

Le Dr R. de MUSGRAVE CLAY (de Pau)

PARIS

Aux Bureaux du PROGRÈS MÉDICAL
6, rue des Écoles

A. DELAHAYE et E. LECROSNIER
LIBRAIRES-ÉDITEURS
Place de l'École-de-Médecine

1882

PUBLICATIONS DU *PROGRÈS MÉDICAL*

LA TUBERCULOSE

CONSIDÉRÉE AU POINT DE VUE DE

LA DOCTRINE DE L'INFECTION

PAR

Julius COHNHEIM

PROFESSEUR DE PATHOLOGIE GÉNÉRALE ET D'ANATOMIE PATHOLOGIQUE
A L'UNIVERSITÉ DE LEIPZIG.

Traduit de l'allemand sur une deuxième édition considérablement modifiée

PAR

Le Dr R. de MUSGRAVE CLAY (de Pau)

PARIS

Aux Bureaux du PROGRÈS MÉDICAL
6, rue des Écoles

A. DELAHAYE et E. LECROSNIER
LIBRAIRES-ÉDITEURS
Place de l'École-de-Médecine

1882

AVANT-PROPOS

La brochure dont nous donnons aujourd'hui la traduction, avec l'assentiment bienveillant de M. le Professeur Cohnheim, nous paraît mériter la plus sérieuse considération, non seulement parce qu'elle émane d'un homme auquel ses travaux antérieurs ont donné une grande et légitime notoriété, mais encore parce qu'elle contient, sous une forme concise, une théorie complète, et, à plusieurs égards, toute nouvelle, de la tuberculose considérée comme maladie infectieuse.

Ce travail soulèvera beaucoup d'objections, surtout beaucoup de récriminations; car il porte une atteinte vigoureuse, que d'aucuns trouveront sacrilège, à la tradition. Mais le professeur de Leipzig a montré déjà, et avec succès, qu'il se souciait peu d'une tradition en désaccord avec les faits : c'est là, chez un homme de science, un grand mérite, demeuré un peu rare; c'est aussi une grande force.

La tradition, en effet, est respectable en tant qu'elle est conforme aux faits bien observés; en dehors de cette conformité, elle perd non seulement son droit au respect, mais encore sa raison d'être.

Actuellement, il ne s'agit pas de savoir si la théorie de M. Cohnheim bouleverse des idées reçues ou démolit une tradition séculaire : cela importe peu. Il s'agit de savoir si, dans les faits d'observation et d'expérience, il s'est mis à l'abri de toute cause d'erreur, et si les déductions tirées de ces faits sont, ou ne sont pas, passibles d'objections valables.

C'est ce que dira l'avenir : c'est ce que diront les travaux de contrôle qu'appelle et que mérite un travail sérieux et suggestif comme celui-ci. Pour notre part, nous avons la confiance que l'avenir donnera raison à M. Cohnheim sur presque tous les points, sinon sur tous.

Un mot seulement sur notre traduction : nous avons essayé de la rendre aussi fidèle, nous pourrions même dire aussi littérale que possible ; un de nos maîtres, qui a bien voulu rester notre ami, M. Zugmaïer, professeur agrégé de l'Université, a d'ailleurs eu la bienveillance méritoire de collationner notre travail sur le texte ; nous sommes heureux de lui offrir ici la cordiale expression de notre reconnaissance.

R. de Musgrave-Clay.

PRÉFACE DE LA PREMIÈRE ÉDITION

La dissertation qui suit a été primitivement composée comme *Programme* de la Faculté de médecine de Leipzig, à l'occasion de l'anniversaire de *Bose*, en sorte qu'elle n'a été connue que d'un nombre restreint de personnes. Plusieurs sollicitations qui m'ont été adressées, m'ont déterminé à la publier sous la forme actuelle, sans y introduire d'ailleurs aucun changement.

Leipzig, 10 octobre 1879.

COHNHEIM.

PRÉFACE DE LA DEUXIÈME ÉDITION

Dans cette deuxième édition, je n'ai apporté aucun changement essentiel à l'ordre suivi dans l'exposition du sujet; j'ai seulement étudié d'une façon un peu plus approfondie que je ne l'avais fait dans la première édition, les questions de prédisposition et de transmission.

Leipzig, 5 février 1881.

COHNHEIM.

LA TUBERCULOSE

CONSIDÉRÉE AU POINT DE VUE DE

LA DOCTRINE DE L'INFECTION

Quiconque voudra, dans l'avenir, exposer le développement de nos connaissances sur la *tuberculose*, devra s'estimer particulièrement heureux que, durant la période qui s'étend de 1860 à 1870, un homme aussi remarquable que Virchow lui-même ait pris soin d'exposer avec détail et précision, dans plusieurs mémoires importants, les résultats des recherches étendues qu'il avait poursuivies pendant nombre d'années sur cette maladie, et qu'il ait en même temps formulé la doctrine qui régnait à cette époque, doctrine qui, d'ailleurs, était entièrement et essentiellement résultée de ses propres travaux. Car c'est précisément à cette époque que fut faite en France une découverte d'où datera, si je ne me trompe, pour l'histoire de la tuberculose, non seulement un incomparable progrès, mais encore une transformation complète dans notre façon de concevoir cette maladie. Peu de découvertes, en effet, étaient capables d'émouvoir l'opinion médicale à un aussi haut degré que la démonstration par Villemin, de la *transmissibilité de la tuberculose*. Partout où la science compte des travailleurs, on se mit aussitôt à l'œuvre pour contrôler les assertions de Villemin et répéter ses expériences ; tout d'abord, les résultats non conformes à sa théorie prédominèrent, et quelques personnes seulement donnèrent à la doctrine nouvelle une adhésion sans réserve. Puis, les contradicteurs sont devenus de moins en moins nombreux, et c'est à peine s'il doit exister aujourd'hui un pathologiste qui nie encore *que la tuberculose soit une maladie infectieuse transmissible*. On a pourtant hésité, plus qu'on ne pouvait s'y attendre, et plus, assurément, qu'il n'eût été nécessaire, avant d'étendre jusqu'à la pathologie humaine les conséquences de ce fait si digne d'attention.

Aujourd'hui encore, si je ne me trompe, pour la grande majorité des médecins, la tuberculose n'est que la plus largement répandue des maladies; et aussi la plus redoutée, non seulement à cause de sa fréquence, mais encore à cause de son incurabilité; c'est la terreur du public, le tourment des médecins, un fléau qu'il faut aujourd'hui accepter comme un produit naturel de nos conditions sociales. Or, c'est peut-être précisément parce que chacun observe journellement ce tableau pathologique de la phthisie qui se répète mille fois, d'une manière toujours semblable, que personne ne se demande quelle est la cause de cette uniformité, et que, même dans les travaux les plus récents sur ce sujet, dans ceux du moins dont j'ai eu connaissance, on ne discute guère que les vieux problèmes. Aussi ne sera-t-on peut-être pas fâché de voir un anatomo-pathologiste tenter d'étudier, en se plaçant au point de vue des idées récemment acquises, les diverses faces de cette maladie qui lui sont accessibles, autant du moins que le permettra le cadre étroit de cette brochure.

Le point fondamental de la doctrine de Virchow, celui sur lequel il ne se lasse jamais de revenir et sur lequel il insiste mainte et mainte fois avec énergie, consiste, comme l'on sait, dans l'établissement *d'une distinction tranchée entre le tubercule proprement dit d'une part*, et, *d'autre part, les processus inflammatoires et hyperplasiques aboutissant à la caséification*. Le tubercule, d'après lui, est, sous sa forme la plus jeune, un petit nodule, dépassant à peine la grosseur d'une pointe d'épingle, en tout cas sous-miliaire, composé de cellules arrondies analogues à celles des corps lymphatiques, et pouvant acquérir le volume d'un grain de millet; là où l'on rencontre des nodules plus volumineux, par exemple dans les tubercules dits solitaires du cerveau, ces nodules ne sont encore que le résultat de la confluence de nombreux nodules plus petits. En effet, au lieu d'augmenter progressivement de volume, les nodules tuberculeux isolés subissent bien plutôt une modification centrale, spéciale et précoce, due à la fois à une *perte d'eau* et à une *transformation graisseuse*; c'est au résultat de ce double processus que Virchow a donné le nom heureux de *caséification*. Mais les segments caséifiés aboutissent tôt ou tard à la *nécrose*, et c'est ainsi qu'on voit survenir le *ramollissement*, et pour peu que les nodules siègent à la surface d'une muqueuse, l'*ulcération*. En revanche, les processus hyperplasiques et inflammatoires aboutissant à la caséification, et dont les *tumeurs scrofuleuses des glandes lymphatiques* et la *pneumonie caséeuse* peuvent être considérés comme les meilleurs exemples, n'ont rien à voir avec le nodule tuberculeux; ce sont au contraire de vraies hyperplasies et de vraies inflammations, qui ne se distinguent des cas analogues ordinaires que par l'histoire ultérieure de leurs produits; ceux-ci, en effet, au lieu de se résorber, ou de s'étendre et de proliférer, *subissent la métamorphose caséeuse*. Virchow s'empresse de reconnaître l'analogie de cette métamorphose avec celle du tubercule; mais, quant à conclure, avec *Laënnec*, de cette analogie des stades terminaux, ou tout au moins régressifs, à une parité intime dans les deux processus, il en conteste d'autant plus le droit que cette même caséification se rencontre assez souvent dans des produits d'origine très diverse, par exemple dans les exsudats ordinaires, et encore dans l'intérieur des carcinômes et des sarcômes ou même des myômes et des chondrômes mous. Ce n'est pas la caséification par elle-même qui, d'après lui, est la caractéristique des individus tuberculeux et scrofuleux, mais seulement cette particularité que la métamorphose caséeuse se manifeste d'une façon très fréquente et généralement aussi très précoce dans les produits pathologiques dont ces individus sont porteurs, de quelque façon d'ailleurs que ces produits aient pris naissance, et quelle que soit leur cause.

Si nous en venons maintenant à examiner de quelle façon nous définissons à l'heure actuelle les processus qui nous occupent et ce que nous savons de leur histoire anatomique, les distinctions qui existent entre la doctrine qui vient d'être exposée et celle qui domine aujourd'hui peuvent, à un examen superficiel, paraître fort peu importantes. La divergence qui serait peut-être la plus sérieuse serait celle qui a trait à notre façon actuelle de concevoir la caséification. Dans ce processus, en effet, nous voyons non plus une transformation graisseuse avec perte d'eau, mais bien cette forme particulière de nécrose, d'ailleurs très répandue en pathologie, que personne n'a étudiée plus sérieusement que Weigert, et pour laquelle j'ai proposé la dénomination de *nécrose par coagulation*. Règle générale, les parties caséifiées ne contiennent que de très petites quantités de graisse ; en revanche, elles ont la consistance du blanc d'œuf durci par la coagulation, elles ne sont pas granuleuses et ne présentent pas, au point de vue de la coloration, les caractères microscopiques habituels ; bref, elles réunissent toutes les particularités que Weigert nous fait connaître comme servant de critérium à ce genre de nécrose ; pour nous, elles n'ont pas à aboutir à la nécrose, *elles sont déjà nécrosées;* quant au ramollissement et à l'ulcération, ce sont des conséquences directes de la caséification, conséquences qui, pour se produire, n'ont besoin d'aucune impulsion nouvelle. Si nous avions à décrire aujourd'hui le tubercule, nous emploierions encore les mêmes termes que Virchow, avec cette réserve toutefois que, depuis sa description, nous nous sommes familiarisés avec ce fait que parmi les cellules, analogues à celles des corps lymphatiques, qui forment la masse fondamentale du nodule, on rencontre constamment quelques cellules plus grosses, épithélioïdes, et surtout, habituellement, une ou plusieurs cellules géantes, à noyau voisin de la paroi ; leur existence, à la vérité, n'était pas inconnue de Virchow ; mais *Langhans* a le premier appelé l'attention sur leur fréquence. De même, l'histoire anatomique des tumeurs scrofuleuses des glandes lymphatiques n'a été complétée que par *Schüppel*, lorsqu'il a démontré que le tubercule vrai et distinctement appréciable concourait beaucoup plus souvent qu'on ne l'avait pensé jusqu'alors à la formation de ces tumeurs. Quant aux efforts de Buhl pour substituer à l'hépatisation lobulaire caséeuse de Virchow une *pneumonie desquamative*, ils ont complètement échoué ; et si nous devons reconnaître comme une acquisition scientifique très appréciable et très précieuse la constatation, à la période la plus précoce de ces pneumonies, de la présence d'un nombre considérable de grandes cellules d'aspect épithélial, il nous est difficile de concevoir comment les processus franchement inflammatoires dont ces cellules sont le siège ont pu échapper à l'attention de Buhl. Enfin sont venus les travaux de Ziegler, et surtout de Senftleben sur le sort des corpuscules exsudatifs; grâce à ces travaux, il est devenu invraisemblable que ces cellules d'aspect épithélial soient en général de l'épithélium vrai, et non pas plutôt des corpuscules sanguins modifiés et décolorés; et tous ceux qui, comme moi, ont vu s'établir dans les fragments de poumon durcis dans l'alcool que Senftleben introduit dans la cavité péritonéale d'un lapin vivant, la pneumonie desquamative la plus typique ne laisseront pas ébranler, par le doute de Buhl, leur croyance à l'origine inflammatoire de l'hépatisation caséeuse.

Tout bien considéré, ce ne sont pas là des changements plus considérables que ceux qui se produisent habituellement en une dizaine d'années dans chaque partie des sciences médicales, par suite du perfectionnement des méthodes expérimentales; et s'il ne s'agissait que de cela, on serait à peine justifié à abandonner la doctrine, en apparence si bien fondée, de Virchow. Et pourtant, quelle différence capitale on observe dans notre façon actuelle d'envisager toutes ces questions !

J'ai à peine besoin de répéter que nous sommes uniquement et exclusivement redevables de ce nouvel état de choses à la découverte de la transmissibilité de la tuberculose. La proposition primitive de Villemin, qui depuis a été confirmée de toutes parts, peut être ainsi formulée : *Lorsqu'on introduit de la substance tuberculeuse dans le corps d'un animal, cet animal acquiert une tuberculose vraie.* A la vérité, tous les animaux ne donnent pas des résultats également sûrs : ainsi, par exemple, les chiens sont très peu accessibles au virus tuberculeux ; les lapins et les cochons d'Inde, au contraire, ont à son égard une susceptibilité particulière. La voie par laquelle on fait pénétrer la substance tuberculeuse dans le corps de l'animal en expérience est à peu près indifférente; le procédé le plus habituel, et, en tout cas, le plus commode, consiste dans l'inoculation au moyen d'une petite plaie, soit dans le tissu cellulaire souscutané, soit dans la cavité pleurale ou péritonéale, ou encore dans la chambre antérieure de l'œil; cependant Chauveau et d'autres ont aussi infecté des lapins en les nourrissant de matière tuberculeuse; et à Munich, on a également réussi à rendre tuberculeux des animaux soumis à l'inhalation de crachats tuberculeux pulvérisés. Il importe peu que l'on introduise dans l'organisme une quantité plus ou moins considérable de substance tuberculeuse ; il est à peu près indifférent aussi que cette substance soit inoculée seule ou mélangée à d'autres tissus, comme il arrive lorsque l'expérience est faite à l'aide de fragments de poumon renfermant des tubercules disséminés ; mais ce qui est, au contraire, beaucoup plus important, c'est de n'employer, pour l'inoculation, *que de la matière aussi fraîche que possible et non décomposée.* Plus cette matière est fraîche, moins il y a de chance de voir intervenir des influences septiques ou analogues, et plus l'infection est active et certaine. Le mode suivant lequel se produit cette infection est surtout facilement appréciable chez les animaux auxquels la substance tuberculeuse a été inoculée dans la chambre antérieure. Quand la substance employée est réellement fraîche, l'irritation primitive disparaît d'habitude promptement, le petit fragment inoculé diminue graduellement de volume, et peut même disparaître complètement; alors, pendant un certain temps, l'œil se montre entièrement clair et sain; puis, à un moment donné, on voit brusquement apparaître sur l'iris un nombre plus ou moins considérable de petits nodules très fins, de couleur grise, qui, absolument comme les tubercules de l'homme, atteignent un certain volume, puis se caséifient, etc. Chez les lapins, nous avons habituellement, Salomonsen et moi, observé cette poussée tuberculeuse vers le 21e jour après l'inoculation ; règle générale, chez les cochons d'Inde, elle s'est produite une semaine plus tôt; cependant il m'est arrivé récemment de voir, chez le lapin, la durée de la période d'incubation s'abaisser à 14 jours, et cela aussi bien dans le cas d'une première inoculation de l'homme au lapin que dans la série de celles qui furent successivement pratiquées.

Mais ces expériences n'ont acquis toute leur importance que par suite de la possibilité d'établir en même temps ce fait, que la tuberculose, engendrée uniquement par transmission de substance tuberculeuse, ne saurait l'être par aucune autre cause. Nous avons ainsi acquis, pour cette maladie un criterium si excellent qu'on n'en peut imaginer aucun qui soit plus précis ou plus parfait. *Tout ce qui, transmis expérimentalement à des animaux appropriés, fait éclater la tuberculose, appartient à la tuberculose ; tout ce qui, transmis de la même manière, ne réussit pas à provoquer la tuberculose, n'appartient pas à la tuberculose.* Mais ceux-là seuls apprécieront à sa juste valeur toute l'importance de cette acquisition scientifique, qui ont sérieusement pris la peine d'étudier sur des cadavres de phthisiques ordinaires, l'histoire anatomique de la tuberculose pulmonaire chronique. Qui de nous, à l'aspect d'un petit foyer caséeux isolé au sommet du poumon, ne s'est pas demandé maintes fois s'il avait sous les yeux le contenu épaissi d'une bronchiectasie ou bien un foyer tuberculeux? et qui de nous encore, en présence de nodules péri-bronchiques, n'a pas regardé à deux fois pour savoir s'il avait affaire à un produit d'inflammation ordinaire ou à du tubercule fibreux? Il y a bien eu à la vérité une époque où l'on rattachait à la tuberculose toutes les indurations pulmonaires chroniques, de quelque nature qu'elles fussent; on ne songeait guère alors à contester l'autorité de cet axiome (qui date du temps de mes études, et que je n'ai jamais oublié), d'un vieux médecin d'état-major de Greifswald, que « chacun de nous a son petit brin de tuberculose. » Mais depuis, nous avons très bien appris à connaître les maladies qui résultent de l'inhalation des poussières ; nous savons que, non seulement le charbon finement divisé et quelques substances spéciales bien caractérisées, telles que l'outremer, l'oxyde de fer, le sable, etc., mais encore divers éléments organiques ou inorganiques, provenant de la poussière des rues, peuvent pénétrer dans les poumons avec l'air respiré, et y devenir la cause de processus inflammatoires chroniques plus ou moins étendus, lesquels à leur tour donnent naissance à des produits qui sous la forme de nodules fibreux, de callosités résistantes, d'indurations ardoisées, ou sous d'autres formes analogues, occupent le parenchyme pulmonaire. Aujourd'hui donc, étant mieux renseignés qu'autrefois sur ces processus d'inhalation, connaissant mieux les faits pathologiques auxquels ils peuvent donner lieu, nous devions nécessairement souhaiter de plus en plus vivement la possession d'un signe certain du diagnostic différentiel entre ces processus et les altérations de tissu qui sont réellement propres à la tuberculose elle-même; ce désir est d'autant mieux justifié qu'il ne nous arrive que trop souvent de rencontrer les deux lésions réunies côte à côte chez le même individu. Eh bien! la transmissibilité constitue précisément le critérium en question. Que l'on veuille bien seulement faire une inoculation avec des indurations ardoisées, ou avec des nodules péribronchiques, ou encore avec le contenu épaissi d'une cavité bronchiectasique, et le lapin répond en ne se tuberculisant pas; la tuberculose au contraire ne manque jamais si le fragment inoculé contenait du tubercule vrai.

Que nous apprennent donc, en définitive, les expériences d'inoculation tant sur le tubercule de l'homme que sur les processus inflammatoires et hyperplasiques qui aboutissent à la caséification, ou, pour être plus bref, sur les processus scrofuleux? Elles nous apprennent tout simplement une chose, *c'est que tous ces produits sont actifs au même degré*. Si l'on introduit dans la cavité péritonéale d'un lapin un fragment de péritoine tuberculeux ou de méninges tuberculeuses, on voit apparaître une tuberculose typique, qui débute par les organes abdominaux; mais l'inoculation d'un fragment de poumon atteint de pneumonie caséeuse ou d'un morceau de testicule caséeux donne exactement le même résultat; et je ne sais rien de meilleur à employer, pour les expériences d'inoculation, qu'un ganglion lymphatique scrofuleux du cou, récemment extirpé. La conséquence irrécusable de ces faits, c'est que, en dépit de la diversité de leur genèse anatomique, *les processus que nous venons d'énumérer ont une origine commune*. Qui donc songerait, sous prétexte que la carie syphilitique est un processus anatomique différent de l'hyperostose syphilitique, ou bien sous prétexte que la genèse anatomique d'une gomme cérébrale est tout autre que celle d'une plaque de psoriasis, qui donc songerait, je le demande, à séparer ces phénomènes les uns des autres ou à nier les rapports qui existent entre eux? En réalité, si l'on voulait démontrer clairement l'incertitude et l'insuffisance des arguments purement anatomiques en pathologie, on ne trouverait guere d'exemple plus frappant que l'histoire de la doctrine du tubercule. Laënnec voyait dans la tendance à la caséification le critérium de la tuberculose, et par conséquent, il n'hésitait pas à considérer la pneumonie caséeuse comme une tuberculose revêtant la forme infiltrée au lieu de la forme disséminée. Virchow a cru pouvoir repousser cette opinion de Laënnec, en s'appuyant sur la caséification des exsudats et des diverses tumeurs dont nous avons parlé plus haut. Il avait assurément de bonnes raisons pour cela. Mais lorsque, à son tour, il considérait le nodule tuberculeux arrondi et constitué par des cellules analogues à celles des corps lymphatiques comme le critérium de la tuberculose, on pouvait, d'une façon non moins légitime lui objecter qu'il fallait alors faire rentrer dans le domaine de la tuberculose beaucoup de nodules, tirant leur origine soit de la syphilis, soit du lupus, beaucoup de lymphômes, et même beaucoup de granulations complètement inoffensives. Laënnec et Virchow avaient pourtant raison tous les deux jusqu'à un certain point. On ne peut rayer de l'histoire de la tuberculose ni la caséification, ni le nodule, bien que ni l'un ni l'autre ne soient par eux-mêmes, caractéristiques de la tuberculose. La nécrose par coagulation à forme caséeuse, et les nodules composés de corpuscules lymphatiques sont également imputables à la tuberculose, mais alors seulement que leur transmission expérimentale est capable d'engendrer la tuberculose, *c'est-à-dire alors seulement qu'ils sont eux-mêmes les produits du virus tuberculeux*. Les inoculations, pratiquées avec des fragments de sarcômes ou de myômes caséifiés, ne sont jamais suivies de succès ; et celles que l'on a tentées à l'aide de nodules provenant de lupus ou de lymphômes simples n'ont jamais réussi à provoquer la tuberculose ; celle-ci, en revanche, comme nous l'avons déjà dit, ne manque jamais de se manifester après une transmission de tubercule vrai ou de ganglion lymphatique scrofuleux. — Les recherches microscopiques ont eu le même sort. A la période de début de l'histologie pathologique, Lebert a cherché le critérium du tubercule dans ces tissus ratatinés, desséchés et ternes que l'on désignerait aujourd'hui sous le nom de « masses sans noyaux. » Dans ces derniers temps, il y a eu un moment où l'on a voulu imprimer aux cellules géantes à noyau excentrique le caractère d'un indice pathognomonique du tubercule; or, la vérité, c'est qu'on rencontre des masses sans noyaux dans tous les produits scrofuleux ou tuberculeux, dès que la caséification y a pris place, mais qu'on rencontre aussi ces mêmes masses sans noyaux dans tous les foyers possibles de nécrose par coagulation, quelque diverse que soit leur origine; quant aux cellules géantes, on les rencontre dans beaucoup de nodules, ayant pour origine soit la syphilis, soit le lupus, en aussi grand nombre que dans les nodules réellement tuberculeux. — Voici, par conséquent, quel est l'état actuel de la question : *ni la caséification avec masses sans noyaux, ni les nodules avec cellules géantes ne sont caractéristiques de la tuberculose; ce qui caractérise exclusivement la tuberculose, c'est ou la caséification d'origine spécifique, ou le nodule de même origine*. On peut se roidir tant que l'on voudra contre ces faits, cela ne sert à rien ; la définition anatomique ne suffit plus ni au tubercule, ni à la tuberculose ; elle a dû céder le pas à la définition étiologique. Ceux que cela contrarie, — et je ne méconnais pas qu'au point de vue du diagnostic anatomo-pathologique, ces données nouvelles ne sont pas sans quelque incommodité, — ceux-là, dis-je, sont libres de conserver l'espoir que la définition anatomique sera un jour rétablie dans ses droits. Quant au problème qui consiste à établir d'une façon précise les caractères morphologiques du virus tuberculeux, je ne me risque pas à le proclamer résolu par les travaux les plus récents de Klebs, travaux remarquables d'ailleurs, par le soin et l'attention qu'y a apportés l'auteur. Mais ceux qui sont convaincus de la nature parasitaire des virus infectieux ne douteront assurément pas de la nature corpusculaire du virus tuberculeux lui-même; ils attendront donc, avec une pleine confiance, qu'un avenir, qu'ils espèrent peu éloigné, vienne démontrer l'existence dans l'intérieur des nodules tuberculeux et des produits scrofuleux, de ces éléments corpusculaires spécifiques, auxquels les amateurs de noms historiques pourront attribuer de nouveau la dénomination de « corpuscules tuberculeux. »

Tant que ce but ne sera pas atteint, il n'y aura qu'un seul critérium sûr de la tuberculose, et ce critérium c'est son infectiosité. A la vérité, il n'est pas nécessaire, pour arriver à la constatation de la tuberculose, d'avoir expressément recours, dans chaque cas particulier, à l'expérimentation ; pas plus qu'il n'est indispensable au médecin que consulte un malade porteur d'un chancre, de faire une expérience d'inoculation pour se renseigner sur les propriétés contagieuses de ce chancre. Ce qui fait précisément que l'histoire de la syphilis est si instructive, relativement à la question qui nous occupe, c'est que le fait de sa transmissibilité a été connu bien plus tôt, et avant même qu'on n'ait entrepris, de propos délibéré, aucune expérience d'inoculation. Il faut dire aussi que les analogies de divers ordres, qui existent entre la marche de la tuberculose et celle de certains processus indubitablement infectieux, n'ont pas échappé aux pathologistes anciens, et que Virchow en particulier a nettement formulé cette proposition, que lorsque la tuberculose est une fois établie dans le corps, elle s'y comporte comme un agent infectieux, capable de se propager d'un organe à un autre, et de se répandre progressivement presque partout. Mais rien ne montre d'une façon plus frappante combien cette façon de concevoir l'infectiosité diffère de celle qui nous occupe, que le parallèle, tracé précisément à cette occasion, par Virchow lui-même, avec l'œdème malin, que personne pourtant, à notre sens, ne donne comme transmissible. Nous ne pouvons, du reste, que difficilement nous faire une idée précise d'une substance qui, formée dans un organisme humain, deviendrait infectieuse pour cet organisme lui-même et pour ses diverses parties, tandis qu'elle resterait inoffensive pour les autres hommes et pour les animaux ; aussi faut-il surtout voir, dans cette manière d'interpréter les faits, l'expression d'un certain sentiment auquel conduisait la rigoureuse observation des faits anatomiques, mais qui n'est arrivé à un degré de clarté parfaite, que grâce aux expériences de Villemin. Les faits anatomiques que nous ont fait connaître les expériences d'inoculation, n'étaient pas d'ailleurs entièrement nouveaux. La caséification du tubercule et des produits inflammatoires d'origine scrofuleuse, le ramollissement et la fonte ultérieure des segments caséifiés, et à la suite de ces processus, la formation, dans les organes parenchymateux, de cavités, de cavernes, d'ulcérations de la membrane muqueuse, tout cela était bien connu depuis Laënnec ; on savait aussi depuis longtemps que le tubercule se combine très volontiers avec des processus véritablement inflammatoires, en sorte qu'on ne peut que difficilement décider si c'est le tubercule qui est la cause d'une péritonite, ou d'une méningite, ou d'une orchite, ou d'une bronchite, ou si ce n'est pas au contraire la réciproque qui est vraie ; et quant à la simultanéité d'apparition du tubercule vrai et des produits scrofuleux, telle qu'elle se rencontre, par exemple, dans les cas où il existe des ganglions lymphatiques caséeux au cou et de l'hépatisation caséeuse en même temps que des tubercules bronchiques ou pleuraux, c'est là un fait si peu nouveau que la fréquence de cette simultanéité est précisément l'un des arguments sur lesquels s'appuyait Laënnec pour conclure à l'étroite affinité de sa tuberculose infiltrée avec la tuberculose disséminée. Les expériences d'inoculation nous ont seulement procuré la certitude que tous ces phénomènes sont véritablement des effets du virus tuberculeux, en même temps qu'elles nous mettaient à même de voir, de chercher *une relation de cause à effet*, là où auparavant nous ne pouvions faire entrer en ligne de compte que des coïncidences fréquemment répétées. Mais l'importance de ces données ressortira d'une façon évidente, lorsqu'on cherchera une bonne fois à poursuivre, en partant de ce point de vue nouveau, l'histoire anatomique de la tuberculose jusque dans les détails des différents cas particuliers.

Ici, comme dans toutes les autres maladies infectieuses agissant localement, le principe fondamental se résume dans cette proposition : *un produit tuberculeux ou scrofuleux prend naissance partout où le virus tuberculeux pénètre et séjourne un certain temps*, c'est-à-dire partout où il trouve l'occasion de s'insinuer et de se fixer. Aussi est-ce la porte par où entre le virus qui joue le rôle le plus important dans la localisation du premier siège de la maladie ; mais quand une fois le virus a pénétré dans le corps, sa propagation est réglée par les dispositions locales, par les *voies naturelles de l'organisme* ; en sorte que, d'un côté, sa marche pourra être très variable, tandis que d'un autre, son entraînement éventuel dans le torrent circulatoire, rendra possible l'envahissement par le tubercule de tel ou tel organe très éloigné de la lésion primitive. Les expériences d'inoculation démontrent de la façon la plus frappante, l'influence de la porte d'entrée du virus sur la localisation de la tuberculose. L'introduction de fragments tuberculeux dans la cavité péritonéale est constamment suivie d'une tuberculose qui débute par le péritoine, la rate et le foie; après une inoculation dans la chambre antérieure, la maladie débute par l'iris; l'alimentation au moyen de matière tuberculeuse, donne lieu à des lésions de l'intestin et des ganglions mésentériques; après les inhalations de crachats tuberculeux pulvérisés, ce sont les poumons et les ganglions bronchiques qui sont envahis les premiers; et quand l'inoculation est sous-cutanée, c'est par les ganglions lymphatiques voisins du lieu de l'inoculation, que débute la caséification. A la vérité, il nous est impossible. sur le cadavre humain, de poursuivre d'étape en étape, le virus lui-même; mais la répétition fréquente, presque régulière, de certaines constatations nécroscopiques autorise, à mon avis, quelques conclusions justifiées.

Le cas de beaucoup le plus fréquent est celui où le virus tuberculeux pénètre dans l'organisme humain *avec l'air de la respiration*. Car c'est uniquement par ce motif, que l'on peut, à mon avis, expliquer ce fait, que révèle l'expérience de tous les lieux et de tous les temps, qu'aucun organe n'est atteint par la tuberculose avec autant de fréquence et d'intensité que le poumon. Si nous cherchons à comprendre pourquoi les poumons, et avec eux les ganglions bronchiques et les plèvres, sont extraordinairement souvent le siège unique de la tuberculose; pourquoi, dans une foule innombrable d'autres cas, il résulte de l'histoire de la maladie et des constatations faites sur le cadavre, que la lésion pulmonaire a été primitive et a précédé l'envahissement de tous les autres organes, il nous est absolument impossible de trouver à ces faits une autre explication que l'envahissement primitif des poumons par le virus. Il est encore un autre fait qui vient tout particulièrement à l'appui de cette manière de voir, c'est la fréquence des cas où l'on voit la plèvre et les ganglions bronchiques être pris à une période très précoce de la maladie; si bien que l'on peut quelquefois rencontrer une pleurite tuberculeuse bien accusée, et, plus fréquemment, encore, une caséification avancée et étendue de ces ganglions, alors que les poumons ne renferment que de rares nodules, ou des indurations caséeuses insignifiantes; c'est là un état de choses, en apparence paradoxal, mais qui, pourtant, présente au point de vue de la certitude et surtout de la rapidité, une analogie complète avec le processus par lequel les particules de charbon introduites avec l'air respiré, parviennent jusqu'à la plèvre et jusqu'aux ganglions lymphatiques des bronches.

Quant aux conditions suivant lesquelles on voit se manifester, consécutivement à l'introduction du virus par les voies respiratoires, soit une tuberculose infiltrée, soit une tuberculose disséminée, l'état actuel de nos connaissances ne nous permet pas de les déterminer; qu'il nous suffise pour le moment de savoir que ces deux formes, aussi bien la pneumonie caséeuse que le tubercule pulmonaire ou bronchique, sont, au même titre, des effets du virus qui a élu domicile dans les voies aériennes. En même temps que le poumon, ou bien consécutivement, la maladie envahit la plèvre et les ganglions lymphatiques des bronches, de la trachée; et là se terminerait, dans chaque cas, la première poussée tuberculeuse, si les connexions anatomiques des voies aériennes entre elles et avec le tube digestif, ne contribuaient pas très souvent à propager la maladie. Dès que la désagrégation ou l'ulcération se sont produites au sein des produits tuberculeux des poumons, ces dernier organes rejettent nécessairement avec les crachats, une certaine quantité de matière tuberculeuse, et, par conséquent, infectieuse. Cette matière pénètre d'abord dans la trachée et le larynx, et là, pour peu qu'elle reste adhérente en quelque point de ce trajet, elle peut donner naissance à du tubercule et à des ulcérations tuberculeuses; le pharynx, le palais, la région de la base de la langue et les amygdales, sont ensuite les premiers organes exposés à l'action du virus; enfin, une grande partie de cette substance tuberculeuse est certainement avalée. Le passage à travers l'œsophage s'opère beaucoup trop rapidement pour être dangereux, et il est hors de doute que le suc gastrique, qui est acide, ne fournit au virus tuberculeux organisé, qu'un terrain défavorable; aussi ne rencontre-t-on que très exceptionnellement la tuberculose dans le conduit alimentaire et dans l'estomac. Il est un point cependant qui est loin d'être élucidé ; c'est la question de savoir si le suc gastrique ne fait que s'opposer d'une façon passagère au développement du virus, ou bien si ce virus est réellement digéré et anéanti ; au surplus, dans le cas très fréquent chez les phthisiques, où un catarrhe de l'estomac s'est manifesté à la suite de la déglutition de crachats abondants, il n'y a plus d'obstacle essentiel au passage du virus dans l'intestin. L'infection qui en résultera sera surtout facile dans les régions où le contenu de l'intestin séjourne plus longtemps, c'est-à-dire *au niveau de la valvule iléo-cæcale*, dans la partie inférieure de l'iléon, dans le cæcum et le colon ascendant ; les portions supérieure et inférieure de l'intestin ne sont menacées qu'en seconde ligne. On peut encore déduire immédiatement de ces faits quelle est la partie de la paroi intestinale qui deviendra le siège de la tuberculose ; ce seront évidemment les points où toutes les substances recueillies, absorbées, sont tout d'abord retenues, c'est-à-dire l'appareil lymphatique de la paroi intestinale, *les follicules isolés et agminés* ; ces organes, en effet, sont comme l'on sait, le siège de la caséification et des ulcérations tuberculeuses dans l'intestin. Simultanément ou consécutivement, la maladie, d'une part, envahit *les ganglions mésentériques*, tandis que, de l'autre, les ulcérations tuberculeuses donnent au virus un facile accès dans le système de la veine-porte ; d'où, menace pour le foie ; aussi l'extraordinaire fréquence des tubercules hépatiques chez les phthisiques, est-elle connue de quiconque a pris la peine d'examiner soigneusement le foie dans tous les cas de tuberculose chronique. Le processus, on le sait, aboutit fréquemment à cette combinaison, si bien qu'elle représente tout simplement le tableau classique de la phthisie pulmono-intestinale. Quelquefois cependant l'envahissement pathologique s'étend encore davantage. Ainsi, on peut observer une tuberculose *des voies biliaires*, dérivant directement d'une tuberculose intestinale par une déviation du virus qui suit alors la voie du canal cholédoque ; plus fréquente, et, en tous cas plus importante est la propagation de la tuberculose *au péritoine*, par des ulcérations profondes de l'intestin. D'autre part, j'ai à peine besoin de faire remarquer que le virus qui pénètre dans le corps avec l'air respiré, peut fort bien aussi infecter, d'une façon immédiate et sans l'intervention d'aucune affection pulmonaire,le larynx, la trachée ; la lésion ainsi produite est depuis très longtemps connue des cliniciens sous le nom de *tuberculose laryngée primitive*.

Si, dans les cas que nous venons de décrire, la maladie du *canal digestif* est secondaire, il peut se faire aussi que ce soit ce canal même qui serve de porte d'entrée au virus. Je range volontiers parmi ces derniers cas, ceux où l'on rencontre une tuberculose avancée de *l'intestin*, des *ganglions mésenteriques*, et même du *péritoine*, alors que l'examen des poumons révèle ou une intégrité parfaite, ou une lésion tout à fait insignifiante ; c'est là une localisation de la tuberculose qui, à la vérité, est excptionnelle chez l'adulte, mais que l'on observe au contraire fréquemment chez les petits enfants où elle est connue et redoutée sous le nom de *phthisie mésentérique*. Si l'on se demande pourquoi les petits enfants sont si exposés à cette maladie, on trouvera une explication satisfaisante de ce fait dans les expériences de Gerlach, de Klebs, de Orth, de Baumgarten, et d'autres, qui ont fait ressortir l'étroite parenté qui existe entre le virus de la tuberculose du bétail et celui de la tuberculose humaine, et qui ont démontré que le virus de la tuberculose (Perlsucht) bovine passe dans le lait des vaches malades. Le lait d'une femme tuberculeuse peut-il de même servir de véhicule au virus tuberculeux? il n'est pas à ma connaissance que ce fait, jusqu'à présent, ait été expérimentalement prouvé. Mais, en raison, d'une part, de la grande fréquence de la tuberculose bovine, et d'autre part de la fréquence de l'alimentation artificielle des enfants au moyen du lait de vache, les faits que nous avons mentionnés pourraient nous expliquer la fréquence de la phthisie intestinale primitive dans l'enfance. Il est d'ailleurs à peine nécessaire de mentionner que la question de savoir si le virus a été introduit par des crachats avalés ou par du lait bu, ne présente, au point de vue de la marche de la tuberculose dans le canal intestinal, qu'une médiore importance ; il n'y a pas lieu davantage d'insister sur la question de savoir jusqu'à quel point les cas, si fréquemment observés, de caséification avancée des ganglions mésentériques chez un sujet dont l'intestin est à peine malade, plaident en faveur de ce que nous avons avancé.

Mais peut-être le domaine de la tuberculose par alimentation est-il encore plus considérable. On doit tout au moins se demander si toutes les prétendues inflammations scrofuleuses des lèvres, de la cavité buccale et du pharynx, et si, en particulier, les gonflements caséux des ganglions lymphatiques du cou, qui, comme l'on sait, ont donné son nom à la scrofule, n'ont pas pour origine une réception directe du virus tuberculeux mélangé avec les aliments, et surtout, sans doute, avec du lait infectieux.

Il est un autre groupe pathologique important, et particulièrement intéressant au point de vue des rapports du sujet qui nous occupe avec la syphilis, c'est la *tuberculose uro-génitale*. On ne peut pas, à la vérité, s'attendre à rencontrer ici, comme dans la syphilis, une infection directe, par transmission immédiate, bien que ce mode d'infection ne soit pas absolument impossible. Il est au moins admissible qu'un homme puisse, pendant le coït avec une femme atteinte de tuberculose utérine, contracter lui-même une tuberculose uréthrale; et c'est assurément une question qui mérite d'être étudiée, que celle qui consiste à rechercher si un homme, atteint d'une tuberculose du poumon ou de tout autre organe, ne peut pas, par l'intermédiaire du sperme, — au cas, bien entendu, où le virus tuberculeux passserait dans le liquide séminal, — transmettre la maladie à la muqueuse génitale d'une femme. Quoi qu'il en soit, ces cas sont certainement exceptionnels, et, par suite, peu importants si on les compare à ceux, plus ordinaires, et en tout cas, infiniment plus fréquents, où la tuberculose uro-génitale prend naissance suivant le processus habituel. Règle générale, c'est une *maladie d'excrétion;* le virus, quel que soit d'ailleurs le point par où il a pénétré, circule dans les liquides de l'organisme, et *il est excrété par les reins*, comme le sont d'ailleurs la plupart des substances étrangères mises en liberté dans le sang ou charriées par lui, et comme le sont pareillement les parcelles de cinabre, les gouttelettes graisseuses, les globules du lait et les bactéries punctiformes ou filiformes; les glomérules sont, le fait n'est pas douteux, le siège de ce processus. Le virus pénètre ainsi dans les voies urinaires, et, partout où il trouve occasion d'adhérér aux tissus et d'y séjourner, il peut devenir le point de départ du développement des tubercules. Le plus souvent, le développement se manifeste déjà dans les canalicules ouverts des pyramides, dans les calices; cependant l'explosion tuberculeuse peut aussi se produire dans les bassinets, dans l'uretère, dans la vessie, et même dans la portion prostatique de l'urèthre. C'est le début seul de ce processus qui a besoin d'éclaircissements; car, une fois la tuberculose établie, sa propagation à tout l'ensemble du système de canaux qui constitue cet appareil est nettement indiquée; elle rampe facilement dans la direction du courant urinaire, mais aussi, dans certains cas, contre ce courant; elle procède d'une façon continue, ou bien elle saute par-dessus des segments isolés, allant des bassinets à l'uretère; de là, à la vessie urinaire. — et de là, quelquefois au second uretère, d'où elle remonte jusqu'au rein; — mais le plus souvent, chez l'homme, elle se propage de la vessie à l'urèthre, envahit la prostate, puis les conduits éjaculateurs, les vésicules séminales et le canal déférent, pour atteindre enfin l'épididyme et le testicule; il peut encore se faire, au point de croisement de l'uretère et du canal déférent, une propagation directe du processus. Chez la femme, la tuberculose de l'appareil uropoiétique proprement dit, suit la même marche; quant à la tuberculose génitale, il est extrêmement rare qu'elle ait pour siège le vagin; on la rencontre, au contraire, avec son maximum de fréquence dans la trompe, et en seconde ligne sur la muqueuse utérine; la disposition anatomique des parties rend très invraisemblable l'hypothèse d'une propagation du virus ayant les voies urinaires pour point de départ. La filiation est ordinairement différente : dans la très grande majorité des cas, *le virus qui pénètre dans la trompe vient du péritoine*, lequel, dans la tuberculose génitale de la femme, n'est presque jamais exempt de tubercules.

Mais s'il résulte ainsi d'une analyse exacte des faits que la tuberculose uro-génitale n'est que très exceptionnellement la manifestation *réellement primitive* de la tuberculose, on n'en peut pas dire autant de quelques autres localisations. Dans la *tuberculose méningée*, par exemple, il est un fait incontesté, c'est que, abstraction faite des phtisiques chroniques, chez lesquels la lésion des enveloppes du cerveau ne fait qu'accélérer la catastrophe finale, on rencontre ordinairement, sur le cadavre des individus morts de méningite, de petits foyers pulmonaires ou ganglionnaires. Ce fait cependant n'est en aucune façon constant, surtout quand il s'agit des enfants ; et d'ailleurs, comment se figurer la migration d'un virus, parti de foyers si éloignés pour se rendre directement à la pie-mère? Il me semble décidément vraisemblable que le virus gagne les membranes du cerveau par une voie plus directe : à la vérité, on n'a pu jusqu'ici vérifier la conjecture que Weigert a poursuivie pendant un certain temps, à savoir que la partie supérieure des fosses nasales et les canaux qui traversent la lame criblée de l'ethmoïde, constituent pour le virus une porte d'entrée dans la cavité crânienne ; mais ce n'est pas là la seule voie qui puisse donner accès jusqu'à la pie-mère. *La tuberculose primitive des os* me paraît presque plus énigmatique encore. A la vérité, toutes les cyphoses à angle aigu ne sont pas tuberculeuses ; toutes les masses exsudatives, blanches et épaissies, qui remplissent la cavité d'une vertèbre cariée, ne sont pas infectieuses ; car l'épaississement du pus et la caséification ne sont pas la même chose, et nous avons parfaitement appris à différencier les unes des autres les diverses caséifications ; mais, en dépit de ces réserves, il reste encore un certain nombre de cas où la carie est indubitablement tuberculeuse, et, en ce qui touche *les inflammations articulaires fongueuses*, nous savons très bien que, quand même toutes ne seraient pas de nature tuberculeuse, il en est certainement un grand nombre qui le sont. Et il n'est pas rare d'observer des affections de ce genre précisément chez des sujets chez lesquels les recherches cliniques, ou même anatomiques les plus attentives ne réussissent à révéler aucune autre localisation tuberculeuse de quelque importance. Il est incontestable que, dans l'immense majorité de ces cas, un traumatisme local a précédé l'explosion de la tuberculose; mais cela n'éclaire pas beaucoup le processus. Il est bien évident qu'on ne peut pas comparer un traumatisme à une inoculation cutanée ou sous-cutanée de substance tuberculeuse ; et par conséquent, l'idée qu'un traumatisme pourrait, par lui-même, faire éclater la tuberculose est une hypothèse parfaitement inadmissible. Il me semble donc qu'il ne reste guère à invoquer que l'opinion suivante : C'est que le virus qui a pénétré dans le corps en un point quelconque et qui peut-être circule dans le sang avec les corpuscules sanguins, sort, par une abondante exsudation, des vaisseaux rendus perméables par l'inflammation traumatique, et s'extravase au lieu même où siège le traumatisme ; c'est là une opinion qui, si je ne me trompe, trouve un bon appui dans les expériences qui ont été faites relativement à la façon dont se comportent les parcelles de cinabre ou d'autres substances introduites dans le sang.

Au surplus, nous avons mentionné bien des fois déjà un fait qui sert d'une façon tout à fait spéciale à rendre possible la propagation de la tuberculose dans l'organisme ; ce fait, c'est *le transport du virus dans le cercle du courant sanguin*. Le virus tuberculeux, qu'il ait été primitivement reçu par le poumon, par l'intestin ou par tout autre organe ou tissu, peut, tôt ou tard, pénétrer dans la circulation, et, par cette voie, se répandre partout : c'est là un fait qui n'a plus besoin d'être démontré. Cependant, sauf pour ce qui a trait au foie, ce n'est pas ordinairement par cette voie que se fait la propagation ; et cela moins encore sans doute, parce que, pour donner lieu à une infection du voisinage ayant les vaisseaux pour point de départ, il faudrait l'adjonction de conditions spéciales, que parce que la quantité de virus qui circule à ce moment n'est pas assez considérable pour amener ce résultat. Mais dans des circonstances particulièrement favorables on peut voir se produire, précisément de cette façon, des localisations tuberculeuses qui, au point de vue de leur éloignement du foyer primitif, ne le cèdent en rien aux inflammations et aux tumeurs métastatiques les plus typiques. On rencontre *des tubercules métastatiques* de ce genre dans les autopsies de phtisiques ordinaires : ils ont leur siège tantôt dans le cerveau, tantôt dans un os, ou bien encore dans les testicules, au voisinage des reins, dans le corps thyroïde, dans la rate. Si l'on ajoute à ces divers modes de propagation de l'infection, les autres modes possibles et multiples, qui n'ont pas été discutés ci-dessus, — par exemple la propagation qui se fait du péritoine à la rate ; celle qui s'effectue, par les voies lymphatiques, du diaphragme à la plèvre ; celle qui va de la plèvre au péricarde et de là au tissu cardiaque lui-même; celle qui a lieu de la pie-mère à la dure-mère, — on ne pourra vraiment pas s'étonner de trouver dans certains cas, un si grand nombre d'organes envahis par le tubercule, et de ne rencontrer que si peu de parties du corps où l'on ne puisse, en cherchant attentivement, constater la présence de ce même tubercule. Il faut dire que ce sont là, règle générale, des processus à évolution lente, et qui ont besoin, pour s'accomplir, d'un temps considérable, en sorte que, dans l'immense majorité des cas de phtisie chronique, l'individu succombe à sa maladie avant que les phénomènes de propagation dont nous venons de parler aient été découverts.

Mais il y a aussi certains cas de tuberculose qui présentent ce caractère tout à fait surprenant que non seulement il y a un grand nombre d'organes envahis, mais qu'en outre l'évolution de la maladie s'accomplit dans un temps très court, qui peut ne pas dépasser un petit nombre de semaines : c'est cette forme de tuberculose que l'on a coutume de désigner sous le nom de *tuberculose miliaire aiguë généralisée*. La façon dont se comporte alors la tuberculose est tellement différente de la marche ordinaire de la maladie, que, depuis longtemps déjà, les pathologistes se sont préoccupés de découvrir les causes de cet état de choses tout spécial. Parmi les diverses théories qui ont été proposées au sujet de cette maladie, aucune n'a été plus vivement discutée que celle de Buhl, d'après laquelle, en même temps que les tubercules miliaires des divers organes, il se rencontrerait toujours dans le corps un foyer caséeux plus ancien, qui constituerait en quelque sorte le point de départ de la poussée tuberculeuse aiguë. Aujourd'hui, à la vérité, pour ceux qui voient, en définitive, dans la tuberculose une maladie infectieuse, ce point controversé est sans importance, puisque nous ne rattachons ce foyer caséeux à la tuberculose que dans le cas où il est bien et dûment lui-même un produit du virus tuberculeux. Ce qui nous importe réellement, ce n'est pas la nature infectieuse du nodule, c'est la raison pour laquelle dans ce cas *le virus réussit à faire apparaître, en un temps si court, un nombre si extraordinaire de nodules*. Autant que j'en puis juger, il ne peut y avoir à ce fait qu'une seule explication, c'est la pénétration dans la circulation lymphatique générale d'une quantité considérable de virus, dans un laps de temps très court; et la marche complète de la tuberculose miliaire aiguë généralisée deviendrait bien vite compréhensible, si l'on pouvait démontrer que, dans ces cas, il existe pour le virus un moyen facile d'inonder, d'une façon relativement rapide, le système vasculaire. A ce point de vue, il est d'un grand intérêt de se souvenir que, dans des cas de tuberculose miliaire aiguë, Ponfick a observé une *tuberculose et une infiltration caséeuse du canal thoracique*. Mais cette lésion doit être rare, au moins si j'en puis juger par ce fait que, durant trois années qui se sont écoulées depuis la publication des recherches de Ponfick, je n'ai pu constater de lésion du canal thoracique que dans trois cas de tuberculose miliaire aiguë; aussi j'estime qu'au point de vue qui nous occupe, il est une autre lésion bien plus importante, c'est celle sur laquelle Weigert a récemment attiré l'attention ; cet observateur, en effet, a rencontré plusieurs fois, dans des cas de tuberculose miliaire aiguë *une tuberculisation des vaisseaux sanguins du poumon*, très bien caractérisée surtout dans les *veines pulmonaires*. Voici habituellement comment les choses se passent : le processus part d'une affection tuberculeuse siégeant au voisinage de la plèvre, des ganglions bronchiques ou du médiastin ; il se propage à la paroi d'une veine pulmonaire de calibre relativement fort, et il a pour résultat de projeter dans la lumière de ce vaisseau une masse caséeuse d'un volume considérable. C'est à des recherches ultérieures qu'il faut laisser le soin de déterminer si, dans d'autres cas de tuberculose miliaire aiguë, il n'y aurait pas lieu d'attribuer un rôle important à d'autres localisations du tubercule, actuellement inconnues; mais ce que l'on peut dire dès aujourd'hui, c'est que, depuis le jour où l'on a démontré la présence du tubercule dans le canal thoracique, et surtout dans les veines pulmonaires, la rapide inondation du système vasculaire par le virus est devenue compréhensible, et la tuberculose miliaire aiguë a perdu par cela même une grande partie de son caractère énigmatique.

La forme qui contraste le plus directement avec la tuberculose miliaire aiguë généralisée nous est fournie par les cas où *la maladie est et demeure limitée à un seul organe ou à un très petit nombre d'organes.* Les cas de ce genre ne sont pas précisément rares. On voit, surtout dans certaines régions, des hommes jeunes, et d'autre part tout à fait bien portants, mais ayant au cou un ou deux ganglions caséeux, constituer en quelque sorte le pain quotidien de la pratique chirurgicale. Il n'est pas rare non plus, quand on fait des autopsies de vieillards, quand on examine, par exemple, des cadavres de pensionnaires d'hospices, ayant succombé soit à une sclérose artérielle chronique, soit à quelque affection cérébro-spinale, il n'est pas rare, disons-nous, de rencontrer exclusivement en un point unique du poumon ou dans l'une des plèvres, une poussée tuberculeuse plus ou moins considérable. C'est encore à cet ordre de faits que se rattachent les cas assez nombreux où une inflammation articulaire fongo-tuberculeuse survient chez un sujet d'ailleurs parfaitement bien portant : ce sont là des faits qui sont devenus particulièrement intéressants, au point de vue qui nous occupe, en ce qu'ils ont donné lieu à la dénomination de « *tuberculose locale.* » Je ne puis guère ici être d'accord avec Volkmann que sur un point, c'est que cette dénomination n'a pas été heureusement choisie. Combien faut-il donc qu'il y ait d'organes envahis pour que l'on puisse parler de tuberculose vraie par opposition à la tuberculose locale? Lorsqu'il s'agit d'une maladie infectieuse localement progressive, comme la tuberculose, ce qui importe en réalité pour le diagnostic, ce n'est pas de savoir jusqu'où la maladie s'est propagée, mais bien *si, en somme, elle est réellement capable de propagation,* c'est-à-dire infectieuse. Ou bien les nodules et la matière caséeuse sont tuberculeux, ou bien ils ne le sont pas. Pour décider la question avec toute l'autorité voulue, il ne faut s'en rapporter ni au siège ni à la quantité des nodules, mais bien, s'il existe le moindre doute, à l'expérimentation; or, celle-ci s'est depuis longtemps prononcée en ce qui touche la tuberculose locale. Quant à moi, je me prononce dans le même sens, non seulement en ce qui touche les ganglions lymphatiques du cou, mais aussi à l'égard des masses fongueuses de la synovite tuberculeuse, et je le fais d'après plusieurs expériences que j'ai répétées avec un succès complet et dans lesquelles la période d'incubation a été tantôt d'une durée normale, tantôt un peu prolongée; j'ajoute que König déclare également qu'en pratiquant des inoculations de fongosités articulaires, il a fait naître la tuberculose chez les lapins.

Cependant, le fait que la tuberculose, en dépit de son caractère éminemment infectieux, reste quelquefois « *locale* », c'est-à-dire limitée à un organe, ne me paraît ni particulièrement bizarre, ni même inaccessible à toute explication. Qui peut savoir, chez les vieillards, si ce n'est pas uniquement la mort qui a entravé la propagation ultérieure d'une tuberculose locale? Sans doute, lorsqu'il s'agit d'hommes qui portent au cou des ganglions scrofuleux, on ne doit plus faire entrer en ligne de compte la brièveté de la vie; car alors même que les ganglions en question ne sont pas extirpés, des individus restent souvent indemnes de toute phtisie pendant des années et des dizaines d'années. Mais il est un fait important qu'il ne faut pas perdre de vue, *c'est que l'infection tuberculeuse peut être vaincue par l'organisme humain*, c'est-à-dire *qu'elle peut guérir*. Quant à savoir comment les choses se passent en pareil cas, nous sommes trop ignorants des propriétés et de la biologie du virus tuberculeux pour être actuellement renseignés sur ce point; il faut par conséquent laisser chacun libre d'imaginer, suivant ses préférences, ou que le virus est éliminé du corps, ou qu'il perd son aptitude à développer et à propager la maladie, ou d'adopter toute autre hypothèse qui lui agréera. Mais pour ce qui est de la possibilité de la guérison, elle ne saurait être mise en doute. L'anatomie pathologique, depuis longtemps déjà, connaît parfaitement les modes suivant lesquels se terminent des processus incontestablement tuberculeux, et qui sont, d'une part, la *crétification*, et d'autre part, la *cicatrisation* après ramollissement et ulcération. Toutefois, avant que le processus aboutisse à une terminaison, il peut se passer un temps, d'une longueur très variable, pendant lequel les produits de l'infection primitive continuent néanmoins à subsister, sans se modifier sensiblement, sans perdre leurs propriétés caractéristiques, et aussi sans donner lieu au développement de nouveaux tubercules ou de caséifications nouvelles dans d'autres organes. S'il paraissait difficilement admissible à quelques personnes que les effets de l'infection ne s'étendent pas au delà de la porte d'entrée du virus, ou, peut-être, au delà des ganglions lymphatiques les plus voisins, je leur rappellerais ce qui se passe dans la *syphilis*. Combien de fois, en effet, voyons-nous des sujets syphilitiques, chez lesquels, — grâce à un traitement approprié, mais quelquefois aussi sans ce traitement, — un exanthème cutané, quelquefois même une affection de la gorge, ne sont suivis d'aucune autre manifestation spécifique! et ne sont-ils pas infiniment plus nombreux encore, les cas d'infection spécifique dans lesquels on voit bien, à la vérité, se produire un abcès local, et en tout cas un gonflement des ganglions inguinaux ou un foyer de suppuration, mais où le reste de l'organisme demeure complètement indemne! Faut-il donc, pour expliquer cette dernière catégorie de manifestations, invoquer, pour le chancre dit « mou », l'existence d'un virus différent de celui du chancre « induré » avec syphilis constitutionnelle consécutive? Il me paraît d'autant moins nécessaire d'aborder la discussion de cette question, jadis si brûlante, que, si je ne me trompe, à mesure que les années se sont écoulées, le nombre des dualistes n'a pas cessé de diminuer. La découverte du chancre mixte a surabondamment démontré à elle seule sur quelle faible base reposait la théorie purement dualistique, laquelle, d'ailleurs, n'a jamais trouvé, que je sache, de partisans parmi les anatomo-pathologistes. Mais si la doctrine uniciste est bien celle qui répond aux faits observés, et s'il n'existe réellement qu'un seul virus syphilitique, oh! alors l'analogie entre la syphilis et la tuberculose est vraiment très profonde. L'ulcération spécifique, non suivie d'autres manifestations dans l'organisme, c'est-à-dire, en règle générale, le chancre mou, mais quelquefois aussi le chancre induré, correspond à la tuberculose locale, par exemple au tubercule fongueux des articulations, à la scrofule du cou, tandis que la syphilis constitutionnelle répond à ce que nous rangeons sous la dénomination de tuberculose ordinaire, plus ou moins généralisée, à cette tuberculose enfin que nous pourrions, d'une façon assurément tout aussi légitime, désigner sous le nom de *tuberculose constitutionnelle*.

Mais il est encore une autre circonstance qui peut contribuer à nous faire comprendre cette localisation restreinte de la tuberculose, au moins pendant un certain temps;

voyons en effet ce qui se passe dans la syphilis : il n'est que trop certain, depuis longtemps déjà, que la disparition complète de toute manifestation spécifique ne suffit pas à donner une certitude absolue de guérison, et que, même après bien des années, en dehors de toute intervention d'une deuxième infection, une nouvelle manifestation peut venir attester que le virus subsiste dans l'organisme. Nous sommes forcés d'avouer que nous ne savons pas à quoi nous devons attribuer cette immobilité, quelquefois si prolongée, de la maladie ; cependant il me paraît de plus en plus plausible qu'il faut chercher l'explication de ce caractère latent des phénomènes, non pas dans une inactivité temporaire du virus, mais bien dans une augmentation de la capacité de résistance de l'organisme. Les choses ne se passent pas autrement en matière de tuberculose. Je n'entends pas parler ici de la susceptibilité à l'égard du virus tuberculeux en général. Notre race présente, à l'égard de ce virus, un degré de susceptibilité fort élevé, c'est là un fait sur lequel nous ne sommes que trop clairement renseignés par les tables de mortalité, quel que soit d'ailleurs le lieu où elles sont dressées ; et il serait bien difficile de décider si, comme le pense Volkmann, la race humaine est, au point de vue de cette susceptibilité spéciale, dépassée par les lapins et les cochons d'Inde. Un point qui est peut-être plus intéressant à connaître, c'est que tous les individus de l'espèce humaine sont loin de présenter à cet égard une égale susceptibilité. Toutefois, comme nous l'avons déjà dit, cette inégalité porte, non pas sur la susceptibilité primordiale à l'égard du virus, mais bien sur la facilité avec laquelle ce virus est susceptible de se répandre dans un organisme, ou, en d'autres termes, sur *la force de résistance que cet organisme peut opposer à la propagation du virus.* Il est certain que, sous ce rapport, on constate de grandes différences individuelles ; les expériences d'inoculation ne laissent aucun doute sur ce point. Si l'on inocule à une série de cochons d'Inde ou de lapins des fragments d'égale grosseur d'un seul et même ganglion lymphatique caséeux, en choisissant pour lieu de l'inoculation, soit la cavité péritonéale, soit la chambre antérieure de l'œil, on verra bien, à la vérité, la première poussée tuberculeuse se manifester chez tous les animaux après un temps sensiblement égal et sous une forme très analogue; mais on constatera dans la marche ultérieure du processus les plus grandes dissemblances imaginables. L'un des animaux ne tardera pas plus de cinq semaines à succomber, et, à l'autopsie, on trouvera des nodules ou des points de caséification dans presque tous les organes, dans le péritoine, le foie, la rate, les ganglions lymphatiques, les poumons, les tuniques des vaisseaux, etc. Un second animal vit plus de deux mois; un troisième, trois mois et même davantage : chez l'un, on trouve, en outre d'une tuberculose oculaire, une infiltration presque complète des poumons par la matière tuberculeuse; chez l'autre, l'appareil respiratoire est resté presque entièrement indemne, tandis que tous les organes abdominaux sont largement envahis; enfin chez un quatrième animal, on constate bien une destruction de l'œil par une panophthalmie caséuse; mais, à tous autres égards, l'animal est parfaitement bien portant; il ne maigrit pas, mange bien, se remue avec agilité et vigueur, et lorsque, après bien des mois, on le sacrifie, on ne trouve nulle part, sauf dans l'œil, de lésion tuberculeuse. Il résulte donc de ces faits que si, à la vérité, le virus se fixe et s'installe constamment chez chacun des animaux mis en expérience, le nombre des organes atteints, le temps nécessaire à leur envahissement sont loin d'être égaux dans les divers cas particuliers: et quelle autre cause peut-il y avoir à ces inégalités que les particularités individuelles de l'animal observé, de ses organes et de ses tissus?

Il existe sûrement parmi les hommes des différences analogues; ainsi, tandis que, chez les uns, partout où le virus peut pénétrer dans le corps, il s'y insinue et provoque des manifestations tuberculeuses, chez d'autres, il ne réussit que difficilement à se fixer, et même, dans beaucoup d'organes, il n'y réussit pas du tout; on conçoit alors que, chez ces derniers, la tuberculose reste plus ou moins longtemps « locale ». A ceux qui considèrent cette inégalité dans la force de résistance opposée au virus comme étant le résultat de la *constitution* de l'individu, je n'ai rien à objecter; mais je ne considérerais pas comme une explication particulièrement heureuse, celle qui consisterait à se baser sur cette inégalité pour conclure à l'existence ou à l'absence d'une *prédisposition à la tuberculose*. Personne ne parle d'une prédisposition au choléra ou à la scarlatine; et pourtant, même dans l'épidémie la plus longue et la plus grave, il n'y a jamais qu'une fraction de la population d'un endroit qui soit atteinte, c'est-à-dire un nombre de personnes incontestablement beaucoup moindre que le nombre des gens qui se sont trouvés directement exposés à la contagion. Combien de circonstances, combien de hasards peuvent entrer en jeu pour empêcher chacun de ceux qui se trouvent placés en contact avec ce virus tuberculeux, — qui est assurément répandu d'une si large façon — de devenir effectivement tuberculeux! D'un côté les propriétés du virus, ses chances de vitalité, les conditions nécessaires à son activité, nous demeurent encore tout à fait inconnues; et d'autre part, que savons-nous de l'aptitude plus ou moins inégale des différents sujets à rejeter le virus après l'avoir reçu, à le détruire dans leur propre organisme? On le voit, je ne songe nullement à admettre que tous les hommes se comportent d'une façon identique vis-à-vis du virus tuberculeux. Je ne suis pas davantage disposé à croire qu'il faille admettre une corrélation entre le plus ou moins d'aptitude que possède un homme à résister au virus, et la vigueur corporelle plus ou moins considérable de cet homme; car nous savons tous que l'on voit assez souvent les sujets les plus débiles demeurer exempts de toute affection tuberculeuse, alors que, non moins souvent, des hommes dont la musculature et la charpente osseuse sont véritablement athlétiques, succombent à la phthisie, et cela quelquefois dans un temps très court. Toutefois, ce sont là des considérations qui sont plus ou moins applicables à toutes les maladies infectieuses: car, en pathologie, les choses ne se passent pas aussi simplement que dans les réactions de physique ou de chimie. La détermination des motifs en vertu desquels le virus de la tuberculose ne se fixe probablement pas chez tous les individus qui s'exposent à ses atteintes, ou tout au moins, ne prend pas chez eux de développement progressif, cette détermination, disons-nous, devra être l'objet de recherches ultérieures; et, ne fût-ce qu'au point de vue de ces recherches, je déplorerais déjà beaucoup de voir adopter la croyance à une disposition ou prédisposition tuberculeuse; en effet, une hypothèse de cette nature n'est que trop propre à éveiller l'idée que l'on a à faire à une force pathologique, située au delà de la limite accessible à nos recherches scientifiques, et, par conséquent à décourager les chercheurs, au lieu de les stimuler.

A la vérité, la croyance à l'existence d'une prédisposition à la tuberculose est beaucoup plus ancienne que la doctrine tout entière de l'infection, et elle doit par conséquent s'appuyer sur d'autres bases encore que sur la seule inégalité de la réceptivité à l'égard du virus chez les divers individus. Cependant beaucoup des raisons, en apparence les meilleures, sur lesquelles s'appuie cette manière de voir, n'ont pas pu tenir contre une critique exempte de préjugés. S'il était réellement vrai, comme on le croyait généralement autrefois, que l'épaississement d'un exsudat, une bronchite de hasard, une inflammation pulmonaire, quelle que soit la cause qui lui ait donné naissance, puissent aboutir à la tuberculose, il serait légitime de présumer que les sujets chez lesquels de pareilles inflammations revêtent, au lieu de la marche ordinaire incomparablement plus bénigne, un tel caractère de malignité, ont une constitution différente des autres, qu'en un mot ils sont prédisposés à un sort de ce genre. Mais, à l'époque actuelle, nous concevons les choses tout autrement. Si nous voyons une pleurite ne pas aboutir à la résorption, mais traîner, ou même récidiver, et si, consécutivement à cette pleurite, nous voyons apparaître des signes non équivoques de tuberculose pulmonaire, nous ne doutons pas alors que cette pleurite ait été, dès le début, de nature tuberculeuse. Il en va de même pour la bronchite, la pneumonie, et aussi pour ces gonflements des ganglions lymphatiques qui se transforment en des tumeurs caséeuses de nature scrofuleuse. Car, — c'est là un point sur lequel nous avons maintes fois insisté, — nous savons aujourd'hui que les produits hyperplasiques ou inflammatoires ne se caséifient comme le tubercule, ou ne subissent la caséification tuberculeuse *spécifique* que lorsqu'ils sont réellement eux-mêmes les résultats du virus tuberculeux.

Mais l'argument capital des partisans de la prédisposition tuberculeuse a toujours été l'hérédité de la tuberculose. L'expérience de plusieurs siècles, en offrant à l'observation une foule de faits pénibles, a enseigné aux hommes que les descendants de parents tuberculeux sont en danger constant de devenir, à leur tour, victimes de la redoutable affection de leurs ascendants ; mais comme, chez un très grand nombre de ces individus, la première manifestation tuberculeuse n'apparaît qu'après des années d'une santé fort bonne, et qui, en apparence, n'est nullement altérée, comme elle ne se révèle qu'après l'établissement de la puberté, par exemple, on en a conclu *que ce n'est pas la tuberculose elle-même, mais la prédisposition, l'aptitude à devenir tuberculeux, qui se transmet par hérédité.* Mais cette conclusion fût-elle incontestable, on n'en pourrait encore tirer aucun argument décisif contre l'infectiosité de la maladie. Il n'est que trop certain que le virus syphilitique peut être transmis par l'un ou par l'autre des parents au produit de la conception ; aussi les enfants nés de tels parents deviennent-ils syphilitiques, c'est le cas du moins pour la grande majorité, pendant la vie intra-utérine, ou bien très peu de temps après leur naissance ; il est cependant des cas exceptionnels où la maladie ne se manifeste qu'après une période latente de plusieurs années. Or, je ne crains pas de l'affirmer, il ne viendra à l'idée de personne, en présence de ces cas de syphilis tardive, de supposer que ce n'est pas la syphilis, mais seulement une aptitude spéciale à devenir syphilitique, que les parents ont transmise à leurs enfants par voie d'hérédité. Toutefois, ce retard dans la manifestation de la maladie, qui, en matière de syphilis, est une exception très rare, constitue au contraire la règle dans la tuberculose ; si bien que l'on hésite involontairement à déduire des données précédentes une assimilation entre les deux phénomènes, et qu'on en arrive à se demander si la transmission héréditaire de la tuberculose est, en somme, un fait aussi certain, et, en réalité, une éventualité aussi journalière que la croyance populaire a bien voulu l'admettre depuis maintes générations. Il est certain qu'en soi, une maladie comme la tuberculose ne saurait être assimilée à une propriété de l'esprit ou du corps, à laquelle on puisse, *à priori*, accorder une aptitude à se transmettre par hérédité. Bien plus, la transmission héréditaire de la maladie ne peut, à mon avis, être définitivement admise que dans le seul cas où, chez le sujet observé, on est amené à exclure la possibilité de tout autre mode d'acquisition, c'est-à-dire *lorsque l'enfant apporte avec lui la maladie en venant au monde*. C'est parce que la syphilis atteint dans des cas sans nombre le produit de la conception, c'est parce que la syphilis congénitale est extraordinairement fréquente, qu'aucun doute ne peut s'élever sur le caractère héréditaire de l'infection ; mais on ne pourrait que difficilement déduire cette certitude des cas de syphilis tardive. Voyons maintenant ce qui se passe, à cet égard, pour la tuberculose. Sans doute, on trouve dans la littérature médicale des indications positives relativement à l'existence de la tuberculose fœtale ; mais les cas rapportés sont tellement rares que l'on pourrait les compter sur les doigts d'une seule main ; encore est-il permis de se demander, à propos de ces cas eux-mêmes, si tous ont été correctement observés et sont par conséquent bien authentiques. Même pendant les premières semaines de la vie, les cas de tuberculose sont, en général, de la plus grande rareté, et la maladie ne commence à devenir plus fréquente que vers la fin, ou, plutôt encore, après la fin des trois premiers mois de la vie. Mais lorsqu'un enfant a une fois vécu pendant des semaines ou même des mois, de la vie extra-utérine, qui donc consentirait encore à prendre sur soi de garantir que, depuis sa naissance, il ne s'est jamais trouvé exposé à une influence nocive capable d'engendrer la tuberculose ? En réalité le fait que plusieurs membres d'une même famille deviennent tuberculeux prouve simplement et uniquement qu'il existe dans cette famille des conditions propres à provoquer la tuberculose ; et quelle condition plus favorable peut-on rencontrer que la présence d'un phthisique dans la famille ? On a bien signalé déjà que, très probablement une grande partie des enfants nés de mères tuberculeuses, acquièrent la maladie, non par hérédité, mais par l'usage du lait maternel ; et ce n'est là qu'un seul mode de transmission, à côté duquel il peut y en avoir beaucoup d'autres que nous ne pouvons pas encore, à l'époque actuelle, préciser d'une façon exacte. En présence des observations positives qui ont été rapportées, je ne conteste pas absolument que la tuberculose *puisse* être héritée ; mais je ne puis pas me défendre de l'impression que cette hérédité est vraisemblablement une éventualité rare, et qu'en tout cas, comme fait étiologique et comparativement à l'infection extra-utérine, elle doit être reléguée tout à fait au dernier plan. Mais dès qu'on se place à ce point de vue, les arguments tirés de l'hérédité en faveur de la prédisposition tuberculeuse perdent manifestement tout leur poids. Sans doute nous ne pouvons pas, dans chaque cas particulier, indiquer quand et comment l'infection s'est produite ; pour cela, il faudrait être beaucoup mieux renseignés que nous ne le sommes sur les conditions dans lesquelles le virus se fixe et surtout se propage ; toutefois, nous pouvons peut-être, sans nous mettre en contradiction ni avec des faits d'expérience constatés d'autre part, ni avec nos propres vues de physiologie générale, considérer des périodes telles que la dentition et la puberté comme particulièrement favorables à un développement plus rapide de la maladie ; et il est certain que c'est là, dans un très grand nombre de cas, ce que signifie le fait de « l'explosion » de la tuberculose dans le jeune âge.

Ainsi donc, si l'on considère, dans son ensemble, l'histoire de la tuberculose, on voit que tout se ramène aux propriétés du virus et à ses effets. D'après nos vues actuelles, celui-là devient tuberculeux dans le corps de qui le virus tuberculeux s'établit. La marche ultérieure du tubercule, c'est-à-dire la nécrose, et, en particulier, la forme si caractéristique de caséification dans laquelle on rencontre la nécrose, sont tout aussi bien l'effet du virus que l'inflammation qui peut se combiner avec l'éruption des nodules. La marche enfin que la maladie suit dans le corps est exclusivement déterminée par les voies suivant lesquelles le virus se propage. Tous ces faits de l'histoire de la tuberculose lui sont communs avec les autres maladies infectieuses à origine locale, telles que la syphilis ou la morve ; et, d'un autre côté, il n'y a dans l'histoire tout entière de la tuberculose aucune particularité, aucun trait caractéristique qui ne se puisse expliquer par la spécificité du virus. Pas même la fièvre n'est pathognomonique! Au contraire, on voit évoluer bien des scrofuloses et bien des arthrites tuberculeuses absolument sans fièvre; celle-ci, en effet, ne paraît venir s'ajouter à coup sûr aux autres symptômes que si, dans le cours de la maladie, il survient un travail ulcératif ou un développement considérable et particulièrement rapide de nodules, et s'il y a coexistence de processus inflammatoires. Mais il suffit de rappeler combien l'aspect du tableau symptomatique est dissemblable suivant que la lésion porte sur les poumons, sur l'intestin, sur les méninges, sur les organes génitaux, etc.; il n'y a là en jeu rien de spécifique, rien qui révèle directement la tuberculose; c'est ce que nous enseigne d'une façon suffisamment claire la difficulté, et même, dans bien des cas, l'impossibilité où nous sommes de diagnostiquer sûrement la nature tuberculeuse du mal.

Pour entrer plus avant dans tous ces détails si multiples, il me faudrait dépasser de beaucoup le but et le cadre de cette petite dissertation. Je veux donc seulement, en terminant, insister une fois de plus, d'une façon très énergique, sur l'analogie profonde qui existe entre la tuberculose et une maladie dont le nom est revenu bien souvent dans ce travail, la syphilis. Depuis bien longtemps déjà, cette analogie s'est imposée au point de vue anatomique; c'est ce qui résulte d'une façon non équivoque de ce fait que, dans son *Traité des tumeurs*, Virchow parle au même endroit des deux processus, les rangeant tous deux parmi les tumeurs à granulations (*Granulations geschwulsten*) ; aujourd'hui, grâce à l'expérimentation pathologique, nous avons vu s'ajouter à la similitude morphologique, les analogies de principe, et par conséquent beaucoup plus importantes, qui résultent d'une étiologie identique, et, par suite, d'un processus identique. Mais il y a plus encore : les gens qui prennent aujourd'hui les expériences sur les animaux, scientifiquement instituées, pour objectif de leur puérile philanthropie, reçoivent, dans le cas qui nous occupe, la démonstration complète, *ad oculos*, de l'importance de ces expérimentations : ce sont, en effet, ces procédés expérimentaux qui, en peu d'années, nous ont plus et mieux éclairés que n'avait pu faire, en plusieurs siècles, une longue observation clinique et anatomique de la syphilis. Car, jusqu'à l'époque actuelle, nous avons été exclusivement réduits, pour le diagnostic de beaucoup d'affections syphilitiques, à la *statistique*, dont l'insuffisance, au point de vue des démonstrations médicales, n'est que trop évidente ; et c'est grâce à cet état de choses, que, sur la question de la dépendance de quelques affections très importantes vis-à-vis de la syphilis, on voit régner actuellement des opinions opposées, que les expérimentations faites au sujet de la tuberculose ont rendues définitivement inadmissibles. Mais j'ai une raison particulière pour insister d'une façon spéciale, et en les accentuant, sur les analogies de la syphilis et de la tuberculose; et cette raison a trait à une question qu'il suffit d'énoncer pour que l'on en conçoive immédiatement toute la portée : je veux parler de *la question de la contagiosité de la tuberculose*. Les explications dans lesquelles nous sommes entrés précédemment indiquent suffisamment que la maladie peut se transmettre d'une personne à une autre, et que, vraisemblablement, cette transmission se réalise assez fréquemment; on trouve aussi, dans la littérature médicale, surtout dans la littérature française et anglaise, plusieurs travaux très remarquables où cette opinion est énoncée; toutefois, il nous faut, à l'heure actuelle, laisser entièrement à l'avenir le soin de déterminer avec plus de précision les conditions sous l'influence desquelles se produit cette transmission.

PARIS. — IMP. V. GOUPY ET JOURDAN, RUE DE RENNES, 71.

AVEZOU (J.-C.) **De quelques phénomènes consécutifs aux contusions des troncs nerveux du bras et à des lésions diverses des branches nerveuses digitales (étude clinique) avec quelques considérations sur la distribution anatomique des nerfs collatéraux des doigts.** Un vol. in-8 de 144 pages. — Prix : 3 fr. 50. — Pour nos abonnés, 2 fr. 50.

BALZER (F.) **Contribution à l'étude de la Broncho-Pneumonie.** In-8 de 84 pages, orné d'une planche en chromo-lithographie. — Prix : 2 fr 50 Pour nos abonnés . . . . 1 fr. 75.

BESSON (I.). **Dystocie spéciale dans les accouchements multiples.** Volume in-8° de 92 pages. — Prix : 2 fr. — Pour nos abonnés 1 fr. 25.

BEURMANN (DE). *Voir* VIDAL.

BITOT. **Essai de topographie cérébrale par la cérébrotomie méthodique.** Conservation des pièces normales et pathologiques par un procédé particulier. Un volume in-4° de 40 pages de texte avec 7 figures intercalées et 17 planches en photographie représentant des coupes cérébrales, 1878. — Prix : 12 fr. — Pour les abonnés du *Progrès médical.* 9 fr.

BITOT (P.). **Contribution à l'étude du mécanisme et du traitement de l'hémorrhagie liée à l'insertion vicieuse du placenta** Volume in-8 de 184 pages. — Prix : 3 fr. 50. — Pour nos abonnés, ... 2 fr. 50.

BLANCHARD (R). **De l'anesthésie par le protoxyde d'azote,** par la méthode du professeur P. BERT. — Un volume de 101 pages avec 3 figures. — Prix : 3 fr. — Pour nos abonnés. . . . . 2 fr.

BLONDEAU (A.) **Etude clinique sur le pouls lent permanent avec attaques syncopales et épileptiformes.** — Un vol. in-8 de 72 pages. — Prix : 2 fr. — Pour nos abonnés . . . . 1 fr. 35.

BOE (J. B. F.). **Essai sur l'aphasie consécutive aux maladies du cœur.** Un vol. in-8 de 164 pages. Prix : 3 fr. — Pour nos abonnés . . . 2 fr.

BOUCHARD. *Voir* CHARCOT.

BOUDET de PARIS (M.). **Des actes musculaires dans la marche de l'homme.** Brochure in-8 de 12 pages — Prix : 0 fr. 60. — Pour nos abonnés . . . . 40 cent.

BOUDET de PARIS (M.). **Note sur deux cas d'occlusion intestinale traités et guéris par l'électricité.** Brochure in-8 de 16 pages. — Prix : 0 fr. 60. — Pour nos abonnés . . . . 40 cent.

BOUDET DE PARIS. *Voir* DEBOVE.

BOURNEVILLE. **Études cliniques et thermométriques sur les maladies du système nerveux.** Premier fascicule : Hémorrhagie et ramollissement du cerveau. Paris, 1872. In-8 de 168 pages avec 22 fig : 3 fr. 50. — Pour nos abonnés, 2 fr. 50. — Deuxième fascicule : Urémie et éclampsie puerpérale ; épilepsie et hystérie. Paris, 1873. In-8 de 160 pages, avec 14 fig. Prix : 3 fr. 50. — Pour nos abonnés. . . . . 2 fr. 50.

BOURNEVILLE. **Le choléra à l'hôpital Cochin** (Étude clinique). Paris, 1865. In-8 de 48 pages, 1 fr. — Pour nos abonnés . . . . . . 70 cent.

BOURNEVILLE. **Mémoire sur la condition de la bouche chez les idiots,** suivi d'une étude sur la médecine légale des aliénés. Paris, 1863. Gr. in-8 de 28 pages à deux colonnes. 1 fr. — Pour nos abonnés, 70 cent.

BOURNEVILLE. **Notes et observations cliniques et thermométriques sur la fièvre typhoïde** In-8 compacte de 80 pages, avec 10 tracés en chromo-lithographie. 3 fr. — Pour nos abonnés . . . . 2 fr.

BOURNEVILLE. **Recherches cliniques et thérapeutiques sur l'épilepsie et l'hystérie.** In-8 de 200 pages avec 5 fig. dans le texte et 3 planches. 4 fr. — Pour nos abonnés. . . . . 2 fr. 75.

BOURNEVILLE. Science et miracle : Louise Lateau ou la Stigmatisée belge. In-8 de 72 pages avec 2 fig. dans le texte et une eau forte dessinées Par P. Richer.—2e édition, revue, corrigé et augmentée.—Prix : 2 fr. 50. — Pour nos abonnés. . . . . 1 fr. 50.

BOURNEVILLE. *Voir* CHARCOT.

BOURNEVILLE et L. GUÉRARD. **De la sclérose en plaques disséminées.** Vol. gr. in-8 de 240 pages avec 10 fig. et 1 planche. 4 fr. 50. — Pour nos abonnés. . . . . 3 fr.

BOURNEVILLE ET REGNARD. **Iconographie photographique de la Salpêtrière.** Cet ouvrage paraît par livraisons de 8 à 16 pages de texte et 4 photo-lithographies. Douze livraisons forment un volume. Les *deux premiers volumes* sont en vente.

Les *neuf premières livraisons* de la 3e année sont parues : 1re *livraison* : **Nouvelle observation d'hystéro-épilepsie.**— 2e et 3e *livraisons* : **Variété des attaques hystériques.** — 4e *livraison* : **Des régions hystérogènes.** — 5e et 6e *livraisons* : **Du Sommeil des hystériques ; — Somnambulisme**, etc.

Prix de la livraison . . . . 3 fr. — Prix du volume. . . . . . 30 fr.

Pour nos abonnés. Prix de la livr. 2 fr. — Prix du volume. . . . . . 20 fr.

— Nous avons fait relier quelques exemplaires dont le texte et les planches sont montés sur onglets ; demi-reliure, tranche rouge, non rognés. — Prix de la reliure . . . . 5 fr.

BOURNEVILLE et TEINTURIER. **G. V. Townley ou du diagnostic de la folie au point de vue légal.** Paris, 1865. In-8 de 16 pages. 0 fr. 50. — Pour nos abonnés. . . . . 35 cent.

BOYER (H. Cl. DE). **De la thermométrie céphalique.** Brochure in-8° de 28 pages. — Prix, 60 cent. — Pour nos abonnés. . . . . 40 cent.

BOYER (H. Cl. DE). **Études topographiques sur les lésions corticales des hémisphères cérébraux.** Volume in-8 de 290 pages, avec 104 figures intercalées dans le texte et une planche. Paris, 1879. — Prix : 6 fr. — Pour nos abonnés. . . . . 4 fr.

BRISSAUD (E.). **Faits pour servir à l'histoire des dégénérations secondaires dans le pédoncule cérébral.** Brochure in-8 de 20 pages avec 8 figures. — Prix : 75 cent. — Pour nos abonnés. . . . . 50 cent.

BRISSAUD (E.). **Recherches anatomo-pathologiques et physiologiques sur la contracture permanente des hémiplégiques.** Un vol. in-8 de 210 pages avec 42 figures dans le texte. — Prix : 5 fr. — Pour nos abonnés. . . . . 4 fr.

BRISSAUD. *Voir* CHARCOT et FOURNIER.

BRISSAUD (E.) ET MONOD (E.) **Contribution à l'étude des tumeurs congénitales de la région sacro-coccygienne.** 1877, in-8 de 16 pages. — Prix : 50 cent. — Pour nos abonnés. . . . . 35 cent.

BRODIE (B). Leçons sur les affections nerveuses locales, traduites de l'anglais par le Dr Douglas-Aigre ; un volume in-8° : Prix, 1 fr. 50 ; pour nos abonnés . . . . 1 fr.

BUDIN (P.). **De la tête du fœtus au point de vue de l'obstétrique.** Recherches cliniques et expérimentales. Gr. in-8 de 112 pages, avec de nombreux tableaux, 10 figures intercalées dans le texte, 30 planches noires et une planche en chromo-lithographie. — Prix : 10 fr. — Pour nos abonnés. . . . . 6 fr.

BUDIN (P.). **Recherches sur l'Hymen et sur l'orifice vaginal.** Volume in-8 de 40 pages avec 24 figures. — Prix : 1 fr. 50.— Pour nos abonnés. 1 fr

CARTAZ (A.). **Notes et observations sur le tétanos traumatique.** In-8. 50 cent. — Pour nos abonnés. . . . . 35 cent.

*

CHARCOT (J.-M.). **Leçons sur les maladies du système nerveux**, faites à la Salpêtrière, recueillies et publiées par BOURNEVILLE. Tome I : Troubles trophiques; — Paralysie agitante; — Sclérose en plaques; — Hystéro-épilepsie. Paris, 1880. 4e édition. In-8 de 428 pages avec 25 figures et 10 planches en chromo-lithographie. 13 fr. — Pour nos abonnés. . . 10 fr.

CHARCOT (J.-M.). **Leçons sur les maladies du système nerveux**, faites à la Salpêtrière, recueillies et publiées par BOURNEVILLE. Tome II : *Des anomalies de l'ataxie locomotrice*; — *De la compression lente de la moelle épinière* (mal de Pott, cancer vertébral, etc.); — *Des amyotrophies* (paralysie infantile, paralysie spinale de l'adulte, atrophie musculaire protopathique, sclérose des cordons latéraux, etc.); — *Tabès dorsal spasmodique*; — *Hémichorée post-hémiplégique*; — *Paraplégies urinaires*; — *Vertige de Ménière*; — *Epilepsie partielle d'origine syphilitique*; — *Athétose*; — *Appendice, etc.* Paris, 1880. 3e édit. Vol. in-8° de 496 pages avec 33 figures dans le texte et 10 planches en chromo-litographie. — Prix : 14 fr. — Pour nos abonnés. . . . . 10 fr.

CHARCOT (J.-M.). **Leçons sur les localisations dans les maladies de la moelle épinière**, recueillies et publiées par E. BRISSAUD. In-8 de 260 pages avec 45 figures dans le texte. — Prix : 6 fr. — Pour nos abonnés. . . . . 4 fr.

CHARCOT (J.-M.). **Leçons sur les localisations dans les maladies du cerveau et de la moelle épinière**, recueillies et publiées par BOURNEVILLE et E. BRISSAUD. In-8 de 428 pages avec 87 figures dans le texte. — Prix : 11 fr. — Pour nos abonnés. . . . . 8 fr.

CHARCOT (J.-M.). **Leçons sur les maladies du foie, des voies biliaires et des reins**, faites à la Faculté de médecine de Paris, recueillies et publiées par BOURNEVILLE et SEVESTRE. Un volume in-8 de 400 pages, orné de figures et de 7 planches chromo-lithographiques. — Prix : 10 fr. — Pour nos abonnés. . . . . 7 fr.

CHARCOT (J.-M.). **Leçons cliniques sur les maladies des vieillards et les maladies chroniques**. Un fort volume in-8 de 310 pages avec figures dans le texte et 3 planches en chromo-lithographie. — Prix cartonné à l'anglaise : 8 fr. — Pour nos abonnés. . . . . 7 fr.

CHARCOT (J.-M.). **De l'anaphrodisie produite par l'usage prolongé des préparations arsenicales**. Paris, 1864. In-8. 0 fr. 50 cent. — Pour nos abonnés. . . . . 35 cent.

CHARCOT (J.-M.) et BOUCHARD (CH.). **Sur les variations de la température centrale qui s'observent dans certaines affections convulsives et sur la distinction qui doit être établie à ce point de vue entre les convulsions toniques et les convulsions cloniques.** Brochure in-8. — Prix : 60 cent. — Pour nos abonnés. . . . . . . 40 cent.

CHARCOT (J.-M.) et GOMBAULT. **Note sur un cas de lésions disséminées des centres nerveux observées chez une femme syphilitique.** In-8 avec planches chromo-lithog. — Prix : 1 fr. — Pour nos abonnés, 70 c.

CHARPENTIER. (*Voir* LANDOLT.)

CHOUPPE (H.). **Recherches thérapeutiques et physiologiques sur l'ipéca.** Paris, 1873. In-8 de 40 pages, 1 fr. — Pour nos abonnés, 70 cent.

CORNILLON (J.). **Action physiologique des alcalins dans la glycosurie.** — Prix : 60 cent. — Pour nos abonnés. . . . . 40 cent.

CORNILLON (J.). **De la contracture uréthrale dans les rétrécissements périnéens.** In-8 de 60 pages. 1 fr. 50. — Pour nos abonnés. . . . 1 fr.

CORNILLON (J.). **La folie des grandeurs.** In-8 de 60 pages. 2 fr. 50. — Pour nos abonnés. . . . . 1 fr. 70.

CORNILLON (J.). **Rapports du diabète avec l'arthritis et de la dyspepsie avec les maladies constitutionnelles.** Un vol. in-8 de 48 pages. Paris, 1878. — Prix : 1 fr. 50. — Pour nos abonnés. . . . . 1 fr.

DUPUY (L.-E.). **Etude sur quelques lésions du mésentère dans les hernies**. In-8 de 16 pages, 50 cent. — Pour nos abonnés. . . 35 cent.

DURET (H.). **Des contre-indications à l'anesthésie chirurgicale**. Un vol. in-8 de 280 pages. Prix : 5 fr. Pour nos abonnés. . . . . . 4 fr.

DURET (H.) **Études expérimentales et cliniques sur les traumatismes cérébraux**. Un volume in-8° de 330 pages, orné de 18 planches doubles en chromo-lithographie et lithographie, et de 39 figures sur bois intercalées dans le texte. Paris, 1878. Prix : 15 fr. — Pour nos abonnés. 10 fr.

DURET (H.). **Étude générale de la localisation dans les centres nerveux**, suivie d'une **Étude critique sur les recherches de physiologie des localisations en Allemagne**. Vol. in-8° de 236 pages.— Prix : 3 fr. — Pour nos abonnés. . . . . 2 fr.

DURET (H.). **Sur la Synovite fibreuse et ses rapports avec la tumeur blanche**. Brochure in-8 avec deux planches. Prix : 1 fr.; pour nos abonnés. . . . . 75 cent.

DURET (H.). *Voir* DUPLAY. — FERRIER.

DURAND-FARDEL (M.) **Considérations sur le caractère nosologique qu'il convient d'attribuer au rhumatisme articulaire aigu ou fièvre arthritique**. Brochure in-8 de 20 pages. 0 fr. 75.—Pour nos abonnés 50 c.

FÉRÉ. (Ch.). **Etude expérimentale et clinique sur quelques fractures du bassin**, Brochure in-8 de 36 pages. — Prix : 1 fr. 25 — Pour nos abonnés . . . . 1 fr.

FÉRÉ (Ch.). **Fractures par torsion de la partie inférieure du corps du fémur**. Brochure in-8° de 8 pages avec 2 figures.— Prix : 30 cent. — Pour nos abonnés. 20 cent.

FÉRÉ. (Ch.). **Note pour servir à l'histoire des luxations et des fractures du sternum** Brochure in-8. de 16 pages. — Prix : 0 fr. 60. — Pour nos abonnés. . . . . 40 cent.

FERRIER. **Recherches expérimentales sur la physiologie et la pathologie cérébrales**. Traduction avec l'autorisation de l'auteur, par H. DURET. In-8 de 74 p. avec 11 fig. dans le texte, 2 fr. — Pour nos abonnés . . . . 1 fr. 35

FOURNIER. (A.) **De la pseudo-paralysie générale d'origine syphilitique**. Leçons recueillies par E. Brissaud. Paris, 1878. In-8 de 24 pages. — Prix : 1 fr. — Pour nos abonnés . . . . 65 cent.

GIRALDÈS (J.-A.) **Recherches sur les kystes muqueux du sinus maxillaire**. Prix : 1 fr. 50. — Pour nos abonnés. . . . . 1 fr.

GIRALDÈS (J.-A.) **Etudes anatomiques ou recherches sur l'organisation de l'œil considéré chez l'homme et chez quelques animaux**. Paris, 1866. In-4 de 83 pages avec 7 planches. — Prix : 3 fr. 50. — Pour nos abonnés . . . . 2 fr. 50

GIRALDÈS (J.-A.) **Des luxations de la mâchoire**. In-4 de 50 pages avec 2 planches. — Prix : 2 fr. — Pour nos abonnés. . . . . 1 fr. 35

GIRALDÈS (J.-A.) **De l'anatomie appliquée aux beaux-arts**. Cours professé à l'Athénée des Beaux-Arts. Compte rendu par Mlle Lina Jaunez. Paris 1856. In-8 de 8 pages. — Prix : . . . . 50 cent.

GIRALDÈS (J.-A.) **Plan général d'un cours d'anatomie** appliqué aux beaux-arts. Paris 1857. In-8 de 8 pages. — Prix : . . . . 50 cent.

GIRALDÈS (J.-A.) **Recherches anatomiques sur le corps innominé**. Paris 1861. In-8 de 12 pages avec 5 planches. — Prix : 1 fr. 50. Pour nos abonnés. . . . . 1 fr.

GIRALDÈS (J.-A.) **De la fève de Calabar**. Note présentée au Congrès médico-chirurgical de France tenu à Rouen le 30 septembre 1863. Paris 1864, in-8 de 8 pages avec figures. — Prix : . . . . 50 cent.

GIRALDÈS (J.-A.) **Note sur les tumeurs dermoïdes du crâne**, Paris 1866. In-8 de 7 pages. Prix. 40 cent.

GIRALDES (J.-A.) **Sur un point du traitement de la périostite phlegmoneuse diffuse.** Paris, 1874. In-8 de 12 pages. Prix. . . . . . 50 cent.

GOLAY (E.) **Des abcès douloureux des os.** Un volume in-8 de 162 pages. —Paris, 1879. — Prix : 3 fr. 50. Pour nos abonnés . . . . 2 fr. 50

GOMBAULT. **Etude sur la sclérose latérale amyotrophique.** Prix : 2 fr. — Pour nos abonnés. . . . . 1 fr. 35

GUÉRIN. (A.). **Du pansement ouaté ;** résultats obtenus à l'Hôtel-Dieu pendant l'année 1876. Brochure de 24 pages. — Prix : 0 fr. 75. — Pour nos abonnés. . . . . 50 cent.

HADDEN. **Du myxœdème.** Une petite plaquette in-8 de 16 pages. — Prix : 0 fr. 60. — Pour nos abonnés . . . . 40 cent.

HAYEM (G.). **Leçons cliniques sur les manifestations cardiaques de la fièvre typhoïde,** recueillies par Boudet de Pâris. In-8 de 88 pages avec 5 figures. — Prix : 2 fr. 50. — Pour les abonnés. . . . . . . 1 fr. 70

HERAUD. (A.). **Etude diagnostique sur deux cas de syphilome bucco-lingual.** Un vol. in-8 de 34 pages. 1 fr. 50. Pour nos abonnés. . 1 fr.

JOSIAS (A.). **De la fièvre typhoïde chez les personnes âgées.** Vol. in-8° de 65 pages, avec trois courbes de température. — Prix : 2 fr. — Pour nos abonnés. . . . . 1 fr. 35

KELSCH (A.). **Les affections du foie en Algérie et les Variations de l'urée.** Brochure in-8° de 32 pages. — Prix : 1 fr. — Pour nos abonnés 75 c.

KELSCH (A.) **Note pour servir à l'histoire de l'endocardite ulcéreuse.** In-8 — Prix : 0 fr. 50. — Pour nos abonnés . . . . 35 cent.

LANDOLT (E.). **Leçons sur le diagnostic des maladies des yeux,** faites à l'École pratique de la Faculté de médecine de Paris pendant le semestre d'été de 1875, recueillies par Charpentier. Paris 1877. In-8 de 204 pages. — Prix : 6 fr. — Pour nos abonnés. . . . . 4 fr.

LANDOUZY (L.). **De la déviation conjuguée des yeux et de la rotation de la tête par excitation ou paralysie des 6e et 11e paires, leur valeur en séméiotique encéphalique, leur importance au point de vue anatomique et physiologique, à propos d'une observation d'épilepsie hémiplégique débutant par les yeux et la tête** (Déviation et rotation conjuguées convulsives). Un volume in-8° avec une planche. — Prix : 2 fr. 50. — Pour nos abonnés. Prix. . . . . 1 fr. 50

LANDOUZY (L.). **Trois observations de rage humaine ;** réflexions. In-8 de 16 pages, 50 cent. — Pour les abonnés. . . . . 35 cent.

LAVERAN (A.). **Un cas de myélite aiguë.** 1876. In-8 de 13 p. . 30 cent.

LAVERAN (A). **Tuberculose aiguë des synoviales** . . . . . . 50 cent.

LELOIR. (H.). **Contribution à l'étude du rhumatisme blennorrhagique.** Brochure grand in-8 de 24 pages. — Prix : 0 fr. 75. — Pour nos abonnés. . . . . 50 cent.

LEROY (A.). **De l'état de mal épileptique.** Un volume in-8 de 92 pages. — Prix : 2 fr. — Pour nos abonnés. . . . . 1 fr. 25

LIOUVILLE (H.). **Contribution à l'étude de la paralysie générale progressive des aliénés.** In-8, 50 cent. — Pour nos abonnés. . . . 35 cent.

LIOUVILLE (H.). **Nouveaux exemples de lésions tuberculeuses dans la moelle épinière.** In-8, 50 cent. — Pour nos abonnés. . . . 35 cent.

LIOUVILLE et DEBOVE. **Note sur un cas de mutisme hystérique,** suivi de guérison. Paris 1876. In-8. . . . . 30 cent.

LONGUET (F.-E.-M.). **De l'influence des maladies du foie sur la marche des traumatismes.** In-8 de 124 pages, 4 fr. — Pour nos abonnés. . . . . 2 fr.

MAGNAN. **De la coexistence de plusieurs délires de nature différente chez le même aliéné.** In-8 de 20 pages. 0. 75. — Pour nos abonnés. . . . . 50 cent.

Manuel de la garde-malade et de l'infirmière, publié sous la direction du Dr Bourneville, par MM. Blondeau, de Boyer, Ed. Brissaud, H. Duret, G. Maunoury, Monod, Poirier, P. Regnard, Sevestre et P. Yvon, rédacteurs du *Progrès médical.* — Ouvrage formant trois volumes in-16. — 1er volume : *Anatomie et Physiologie*, 180 pages, 8 figures. Prix : 2 fr. — 2e volume : *Pansements*, 316 pages, 60 gravures, prix : 3 fr. 50. — 3e volume : *Administration des Médicaments*, 160 pages, prix : 2 fr. — Pour nos abonnés, l'ouvrage complet, broché, prix . . . . 5 fr.

Nous avons fait faire un élégant cartonnage anglais pour chacun des trois volumes du Manuel. — Prix par volume 75 c., l'ouvrage complet. . 2 fr.

MAROT. (*Voir* DUPLAY.)

MARCANO (G.). **Des ulcères des jambes entretenus par une affection du cœur.** In-8, 1 fr. 25. — Pour nos abonnés. . . . . 85 cent.

MARCANO (G.). **De l'étranglement herniaire par les anneaux de l'épiploon.** Paris, 1872. In-8 de 8 pages. — Prix. . . . . 30 cent.

MARCANO (G.). **De la psoïte traumatique**, in-8 de 160 pages. — Prix : 3 fr — Pour nos abonnés . . . . 2 fr

MARCANO (G.). **Notes pour servir à l'histoire des kystes de la rate.** — Prix : 60 cent. — Pour nos abonnés . . . . 40 cent.

MARSAT (A.). **Des usages thérapeutiques du nitrite d'amyle.** In-8 de 48 pages, 1 fr. 25. — Pour nos abonnés . . . . 85 cent.

MAUNOURY (G.) **Les hôpitaux-baraques et les pansements antiseptiques en Allemagne.** Paris, 1877, in-8 de 20 pages. — Prix : 1 fr. — Pour nos abonnés. . . . . 70 cent.

MIOT (C.) **De la myringodectomie ou perforation artificielle du tympan.** In-8 de 169 pages avec 16 figures intercalées dans le texte. — Prix : 3 fr. 50 — Pour nos abonnés. . . . . 2 fr. 50

MIOT (C.) **De la Ténotomie du muscle tenseur du tympan.** Volume in-8 de 56 pages orné de 11 figures intercalées dans le texte, Paris, 1878. Prix : 1 fr. 50 ; pour nos abonnés. . . . . 1 fr.

MONOD (E.) **Étude clinique sur les indications de l'uréthrotomie externe.** Un volume de 168 pages, avec un tableau. Prix : 3 fr. 50. — Pour nos abonnés. . . . . 2 fr. 50

MONOD. (*Voir* BRISSAUD.)

ONIMUS. **Des applications chirurgicales de l'électricité.** Leçons recueillies par Bonnefoy. In-8 de 16 pages avec figures, 60 c. Pour nos abonnés. . . . . 40 cent.

ORY (E.) **Maladies de la peau.** Notes de thérapeutique, recueillies aux cliniques dermatologiques de M. le professeur Hardy, à l'hôpital Saint-Louis. Paris, 1877, in-8 de 40 pages. — Prix : 1 fr. — Pour nos abonnés . . . . 70 cent.

OULMONT (P.) **Etude clinique sur l'athétose.** Paris, 1878, in-8 de 116 pages avec figures. — Prix : 3 francs. — Pour nos abonnés. . . . . 2 fr.

PARROT. **Clinique des maladies de l'enfance.** Leçon inaugurale. Brochure de 20 pages. — Prix 0 fr. 75. — Pour nos abonnés. . . 50 cent.

PARROT. **Cours d'histoire de la médecine.** Leçon d'ouverture du 21 novembre 1876. Paris, 1877, in-8 de 20 pages. — Prix : 60 c. — Pour nos abonnés. . . . . 40 cent.

PASTURAUD (D.) **Etude sur les cals douloureux.** In-8 de 64 pages. 2 fr. — Pour nos abonnés . . . . 1 fr. 35

PATHAULT (L.) **Des propriétés physiologiques du Bromure de Camphre** et de ses *usages thérapeutiques*. In-8 de 48 pages, 1 fr. 50. — Pour nos abonnés . . . . 1 fr.

PELTIER (G.) **De la triméthylamine et de son usage dans le traitement du rhumatisme articulaire aigu.** In-8 compacte de 34 pages, 60 cent. — Pour nos abonnés . . . . 40 cent.

PELTIER (G.). **Etude sur la cécité congénitale.** Paris, 1869. In-8 de 36. pages. — Prix : 1 fr. — Pour nos abonnés. . . . . 70 cent.

PELTIER (G.). **L'Ambulance n° 5.** Paris, 1871. In-8 de 110 pages. 1 fr.

PHILBERT. (E,). **De la cure de l'obésité** aux eaux de Brives-les-Bains (Savoie). Brochure in-8 de 16 pages. — Prix : 0 fr. 60 — Pour nos abonnés . . . . 40 cent.

POINSOT (G.). **Contribution à l'histoire clinique des tumeurs du testicule.** Brochure in-8 de 28 pages. Prix : 1 fr. — Pour nos abonnés . . . . 70 cent.

QUESTIONNAIRE pour le 1er examen de doctorat. Recueil de séries d'examens subis récemment (en 1876) à la Faculté de médecine de Paris, indiquant : 1° La composition du jury pour chaque série ; 2° La préparation anatomique de chaque candidat ; 3° Les questions orales auxquelles le candidat a dû répondre ensuite ; 4° Enfin le résultat de l'examen dans chaque série ; suivi de questions sur les accouchements, recueillies au cinquième examen de doctorat et aux examens de sage-femme. Paris, 1876. In-16 de 91 pages. — Prix : 1 fr. — Pour nos abonnés. . . . . 70 cent.

RANVIER (L.) **Leçons d'anatomie générale sur le système musculaire** recueillies par J. RENAUT. Un fort vol. orné de 99 fig. intercalées dans le texte. — Prix : 12 fr. — Pour nos abonnés . . . . 8 fr.

RANVIER (L.). **Leçon d'ouverture du cours d'anatomie générale au Collège de France.** Paris, 1876. In-8 de 16 pages. — Prix : 0 fr. 60. — Pour nos abonnés. . . . . 40 cent.

RAYMOND (F.). **Etude anatomique, physiologique et clinique sur l'hémichorée, l'hémianesthésie et les tremblements symptomatiques.** In-8 de 140 pages avec figures dans le texte et 3 planches. 3 fr. 50 — Pour nos abonnés. . . . . 2 fr. 50.

RAYMOND. **De la puerpéralité.** Volume in-8° de 258 pages. Paris, 1880. — Prix : 5 fr. — Pour nos abonnés . . . . 4 fr.

RECLUS (P.). **De l'épithélioma térébrant du maxillaire supérieur.** Paris, 1876. In-8 de 4 pages. — Prix. . . . . 20 cent.

RECLUS (P.). **Des hyperostoses consécutives aux ulcères rebelles de la jambe.** Brochure in-8 de 24 pages. — Prix : 0 fr. 75. — Pour nos abonnés. . . . . 50 cent.

RECLUS. (P.) **Des mesures propres à ménager le sang pendant les opérations chirurgicales.** Un vol in-8 de 144 pages. — Prix : 3 fr. 50. Pour nos abonnés. . . . . 2 fr. 50

RECLUS (P.). **Des ophthalmies sympathiques.** Un fort volume in-8 de 210 pages. — Prix : 5 fr. pour nos abonnés . . . . 4 fr.

RECLUS (P.). **Du tubercule du testicule et de l'orchite tuberculeuse.** In-8 de 212 pages avec 5 planches en chromo-lithographie 5 fr. — Pour nos abonnés. . . . . 4 fr.

RECLUS (P.). **La fontaine d'Ahusquy,** brochure in-8 de 30 pages. — Prix : 1 fr. — Pour nos abonnés. . . . . 70 cent.

REGNARD (P.). **Recherches expérimentales sur les variations pathologiques des combustions respiratoires.** Un fort volume in-8 de 394 pages, enrichi de 100 gravures dans le texte. — Paris, 1879. — Prix : 10 fr. — Pour nos abonnés. . . . . 7 fr.

REGNARD. *Voir* **BOURNEVILLE.**

RENAUT (J.). **Note sur la structure des glandes à mucus du duodénum (glandes de Brunner).** Brochure in-8 de 8 pages.— Prix 40 c. — Pour nos abonnés. . . . . 30 cent.

RIBEMONT (A.). **Recherches sur l'insufflation des nouveau-nés et description d'un nouveau tube laryngien** Un volume in-8 de 40 pages et 8 planches. — Paris, 1878. — Prix : 3 fr. 50. — Pour nos abonnés . . . . 2 fr. 50.

ROQUE (F.). **Des dégénérescences héréditaires produites par l'intoxication saturnine lente.** Paris, 1872. In-12 de 15 pages. — Prix . . . . 30 cent.

ROSAPELLY (Ch. L.) **Recherches théoriques et expérimentales sur les causes et le mécanisme de la circulation du foie.** Un volume in-8 de 76 pages orné de 24 figures. — Prix : 3 fr. — Pour nos abonnés. . . . . 2 fr.

SEGLAS. **De l'influence des maladies intercurrentes sur la marche de l'épilepsie.** Un vol. in-8° de 60 pages. Paris, 1881.— Prix : 2 fr.— Pour nos abonnés . . . . 1 fr. 35

SEGOND. (P.). **Note sur une observation de kyste hydatique** développé dans l'épaisseur du muscle grand pectoral. Brochure de 8 pages. — Prix : 0 fr. 40. — Pour nos abonnés. . . . . 30 cent.

SEGOND. (P.). **Recherches cliniques et expérimentales sur les épanchements sanguins du genou par entorse.** Volume in-8 de 85 pages. Prix: 2 fr. — Pour nos abonnés. . . . . 1 fr. 50

SEGUIN (E. C.). **Medical mathematisme.** Brochure in-8° de 18 pages. — Prix : 60 cent. — Pour nos abonnés . . . . 40 cent.

SEGUIN (E.-C). **Registre memento** d'observations, pour conserver toutes les observations faites au lit du malade. Paris, 1878. — Prix. 60 cent.

SEVESTRE. *Voir* CHARCOT.

SIMON (J.). **Conférences cliniques et thérapeutiques sur les maladie des enfants** ; un beau volume in-8° de 340 pages ; prix : 8 fr.; pour nos abonnés, prix . . . . 6 fr.

TABOUET. (L.) **Etude sur le traitement des abcès sous périostiques aigus de l'adolescence.** Un vol. in-8 de 44 pages. — Prix : 1 fr. 50. — Pour nos abonnés . . . . 1 fr.

TARNIER. **De l'influence du régime lacté dans l'albuminurie des femmes enceintes et de son indication..** . . . . 50 cent.

TAUBER (A.). **De l'amputation ostéoplastique de la jambe.** Brochure in-8° de 28 pages. — Prix : 75 cent.— Pour nos abonnés. . . . 50 cent.

TEINTURIER (E.). **Les Skoptzy,** étude médico-légale sur une secte religieuse russe dont les adeptes pratiquent la castration. — Un joli volume in-12 orné de gravures représentant les différents modes de castration employés par ces fanatiques. — Prix : 1 fr. 50. — Pour nos abonnés. . . 1 fr.

THAON (L.). **Recherches cliniques et anatomo-pathologiques sur la tuberculose.** Grand in-8 de 112 pages, avec 2 planches en chromo-lithographie, 4 fr. 50. — Pour nos abonnés. . . . . 3 fr.

THAON (L.) **Clinique climatologique des maladies chroniques. — 1e** fascicule : *phthisie pulmonaire.* Un volume grand in-8 de 164 pages, avec 2 planches de tracés de température. Paris 1877. — Prix : 4 fr. — Pour nos abonnés . . . . 2 fr. 75.

TERRILLON. **Contribution à l'étude des gommes syphilitiques du testicule.** Brochure in-8 de 8 pages. — Prix : 0 fr. 40. — Pour nos abonnés . . . . 30 cent.

TERRILLON. **Des troubles de la menstruation après les lésions chirurgicales ou traumatiques.** In-8 de 22 pages, 60 cent. — Pour les abonnés . . . . 40 cent.

TERRILLON. **Excroissances polypeuses de l'urèthre symptomatiques de la tuberculisation des organes urinaires chez la femme** Brochure in-8 de 24 pages. — Prix : 0 fr. 75. — Pour nos abonnés. 50 cent.

TERRILLON. **Mémoire sur la rupture traumatique des parties internes du cœur avec ou sans lésions correspondante des parois.** Brochure in-8 de 16 pages. — Prix : 0 fr. 60. — Pour nos abonnés 40 c.

TROISIER. (E.). **Note sur un cas d'encéphalopathie syphilitique précoce.** Brochure in-8 de 8 pages. — Prix : 0 fr. 40. — Pour nos abonnés. . . . . 30 cent.

TURNER. (E.). **Histoire de la circulation du sang** par Flourens. — André Césalpin. Brochure in-8 de 16 pages. Prix : 0 fr. 75. — Pour nos abonnés. . . . . 40 cent.

TURNER. (E.). **Remarques au sujet de la lecture faite à l'Académie par M. Chéreau le 15 juillet 1879.** Brochure in-8 de 16 pages. — Prix : 60 c. — Pour nos abonnés . . . . 40 cent.

VIDAL. **Du pityriasis**, leçon recueillie et rédigée par de BEURMANN. in-8 de 20 pages. — Prix : 0 fr. 75. — Pour nos abonnés . . . . . 50 cent.

VILLARD (F.). **De l'aphasie ou perte de la parole et de la localisation du langage articulé**, par le Dr Batman, traduit de l'anglais par F. Villard. Un volume in-8 de 128 pages. Paris, 1870. Prix : 2 fr. — Pour nos abonnés. . . . . 1 fr. 25.

VILLARD (F.). **Notice hygiénique et médicale sur l'Attique.** Brochure in-8 de 30 pages. — Prix : 1 fr. — Pour nos abonnés. . . . . 70 cent.

LE PROGRÈS MEDICAL : tome I (1873), épuisé. — Tome II (1874), épuisé. — Tome III (1875), vol. in-4 de 800 pages avec 50 figures, prix : 16 fr. — Tome IV (1876), vol. in-4 de 960 pages, prix : 16 fr. — Tome V (1877), vol. in-4 de 1000 pages, prix : 20 fr. — Tome VI (1878), vol. in-4 de 1020 pages, prix : 20 fr. — Tome VII (1879), vol. in-4° de 1064 pages, prix 20 fr. — Tome VIII (1880), vol. in-4° de 1086 pages, prix 20 fr. — Pour les nouveaux abonnés, prix . . . . 16 fr.

REPRODUCTIONS PLASTIQUES DE CERVEAUX PAR M. LOREAU, MODELEUR DU MUSÉE ANATOMO-PATHOLOGIQUE DE LA SALPÊTRIÈRE ET DE BICÊTRE.

N° 1.	**Deux hémisphères normaux.** Laboratoire Dr CHARCOT	7 fr.
N° 2.	**Hémisphère gauche normal réduit.** Dr MATHIAS DUVAL	2 fr.
N° 3.	**Cas d'Aphasie.** Laboratoire Dr CHARCOT	3 50
N° 4.	**Monoplégie de la jambe.** C. DE BOYER	5 »
N° 5.	**Encéphale d'une idiote 18 ans.** Dr BOURNEVILLE	3 50
N° 6.	**Encéphale Orang Outang.** Laboratoire Dr CHARCOT	5 »
N° 7.	**Deux hémisphères Orang.-Outang**	5 »
N° 8.	**Encéphale de Chien.** Dr JOLYET	1 25
N° 9.	— **Chat.** —	1 25
N° 10.	— **Lapin.** Dr LAFONT	1 25
N° 11.	— **Cochon d'Inde**	1 25
N° 12.	— **Singe.** Laboratoire Dr CHARCOT	2 »
N° 13.	**Deux hémisphères, anomalies remarquables des circonvolutions.** Laboratoire Dr CHARCOT	7 »
N° 14	**Hémisphère gauche avec anomalies des circonvolutions.** Laboratoire Dr CHARCOT	3 50
N° 15.	**Série de 13 cerveaux de criminels, musée de la Salpêtrière**	

Pour la reproduction des pièces du Musée de la Salpêtrière, ou pour la commande des pièces en cire ou en plâtre, s'adresser au **Progrès Médical** ou à M. LOREAU à l'**Hospice de la Salpêtrière.**

PARIS — IMP. V. GOUPY ET JOURDAN, RUE DE RENNES 71.

89

www.ingramcontent.com/pod-product-compliance
Ingram Content Group UK Ltd.
Pitfield, Milton Keynes, MK11 3LW, UK
UKHW032001260826
14628UKWH00005B/2218

9 782019 664886